全媒体“健康传播”系列丛书

从备孕到怀胎十月
定制你的健康宝宝

江西科学技术出版社
江西·南昌

图书在版编目（CIP）数据

从备孕到怀胎十月：定制你的健康宝宝 / 周小飞主编 . -- 南昌：江西科学技术出版社，2019.9
ISBN 978-7-5390-6917-3

Ⅰ . ①从… Ⅱ . ①周… Ⅲ . ①妊娠期—妇幼保健—基本知识 Ⅳ . ① R715.3

中国版本图书馆 CIP 数据核字（2019）第 175099 号

国际互联网（Internet）地址： http：//www.jxkjcbs.com
选题序号： ZK2019156
图书代码： D19007-101

从备孕到怀胎十月：定制你的健康宝宝　　周小飞　主编
CONG BEIYUN DAO HUAITAI SHIYUE: DINGZHI NI DE JIANKANG BAOBAO

出版发行 / 江西科学技术出版社
社址 / 南昌市蓼洲街 2 号附 1 号
邮编 / 330009
电话 / 0791-86623491
印刷 / 雅昌文化（集团）有限公司
经销 / 各地新华书店
开本 / 889mm × 1194mm　1/32
印张 / 5.625
字数 / 75 千字
版次 / 2019 年 9 月第 1 版　2019 年 9 月第 1 次印刷
书号 / ISBN 978-7-5390-6917-3
定价 / 36.00 元

赣版权登字 -03-2019-256

丛书编委会

本书编写组

主　编

周小飞　江西省妇幼保健院产科　主任医师

编　者

万　虹　万　俊　王　晨　王志忠　王丽平　王佳春　文秀兰
邓秀英　付　群　刘凌芝　李　垚　李福敏　杨火秀　吴　珊
何传祥　张金亮　陈晓艳　苟永玲　欧阳于　欧阳安　欧阳晨乐
罗桂芳　周小飞　郑九生　徐芳萍　黄　艳　黄小春　龚　妹
曾爱凤　赖　华　蔡庆华　廖丽君　廖宗高　樊友华

序言
PREFACE

春风化雨，征程万里。党的十八大以来，以习近平同志为核心的党中央坚持把人民健康放在优先发展的战略位置，提出“没有全民健康，就没有全面小康”“要做身体健康的民族”，从经济社会发展全局统筹谋划加快实施“健康中国”战略。实施健康中国行动，提升全民健康素质，功在日常，利国利民。2019年7月，国家层面出台了《关于实施健康中国行动的意见》《健康中国行动（2019—2030年）》，从干预健康影响因素、维护全生命周期健康和防控重大疾病等三方面提出实施15项专项行动。

江西省委、省政府历来高度重视人民健康，积极出台实施《“健康江西2030”规划纲要》，加快推进“健康江西”建设，全省卫生健康领域改革与发展成效显著，医疗卫生服务体系日益健全，人民群众健康水平和健康素养持续提高。我省积极响应健康中国行动号召，加快推进健康江西行动，更加精准对接群众健康需求，全方位全周期保障人民健康，为共绘新时代江西改革发展新画卷筑牢坚实健康基础。

江西省卫生健康委员会与江西省出版集团公司共同打造的“健康江西”全媒体出版项目，包括图书出版和健康教育平台，内容涵盖健康政策解读、健康生活、中医中药、重大疾病防治、医学人文故事、卫生健康文化、医企管理等内容。《全媒体“健康传播”系列丛书》是“健康江西”全媒体出版项目中一套优秀的、创新的健康科普读物，由相关领域的医学专家潜心编写，集科学性、实用性和可读性于一体。同时推出“体验式”及“参与式”模式，实现出版社、专家、读者有效衔接互动，更好地为读者服务。

读书与健康生活相伴，对人民群众全生命周期的健康呵护与“健康江西”全媒体形式的结合，堪称健康理念、健康知识、健康方法、健康养成系统化传播全新的尝试，理应受到广大读者的喜爱，尤其希望从中获取更多有益的信息、健康的妙招、管理的智慧和生命的力量。

江西省卫生健康委党组书记、主任

2019 年 8 月 20 日

前言
FOREWORDS

生儿育女是人类的一个生理过程，是每个人一生中最重要的事情之一。孕育一个健康聪明的宝宝是每对已婚夫妻极其期盼的事，因为这关系到一个家庭的幸福、稳定与未来，同样也关系到我国出生人口的素质和民族的希望。

由于强制性婚前检查的取消以及普通人对生育健康知识掌握的局限性，许多年轻已婚夫妇不知道如何备孕，错过了最佳的生育年龄和机会，以致怀不上或怀上的宝宝不健康。也有一些女性在孕期不知道该如何合理摄入营养，以为吃得越多宝宝长得越大越好，以致发生妊娠期糖尿病，巨大儿难产。还有些女性在孕期不知道要进行规范合理的产前检查，无法及早防治妊娠期合并症及并发症，未能及时发现胎儿异常，以致发生危及生命的严重高血压、重度贫血等疾病，甚至胎死宫内。某些女性在孕期出现身体不适时害怕吃药打针影响胎儿，甚至讳疾忌医。作为一名从事临床工作25年的产科医生，我目睹了太多的类似问题，深感除临床医治之外，普及宣传卫生健康知识意义之重大。故应江西省卫生健康委员会和江西科学技术出版社之邀，编写了这本健康科普书。本书中，专家团队以时间为序，就备孕、早孕识别、孕期保健、孕期合理用药、孕期合理营养及适度运动、孕期常见问题等内容做了深入浅出的讲解，相信会给读者一份科学的指导，帮助准爸爸准妈妈们解决孕育路上的一些困惑，陪伴您一起迎接小天使的到来。

由于时间紧迫，编者水平有限，全书系统性还不够完整，我们将在今后的工作中不断补充完善。

目 录
CONTENTS

3 PART

孕1月护理

4 PART

孕2月护理

5 PART

孕3月护理

6 PART

孕4月护理

PART 1

按时调理，轻松好孕

备孕时间表，条理清晰助好孕

孩子是每个家庭的珍宝，大部分夫妻在婚后度过了一段时间快乐的二人世界后，便会开始考虑为小家庭添一名小成员。但备孕期间的各种注意事项，总有点让人顾此失彼。为了让准爸爸准妈妈有个清晰的思路，在对的时间做对的事情，我们特意做了一份备孕时间表。

孕前 6 个月

备孕夫妇去医院做好健康体检及孕前相关检查，养成良好的生活习惯，保持健康的饮食习惯。长期采用药物避孕的女性，最好停药 6 个月后再受孕。任何对生殖细胞有影响的药物、有毒物质、不良因素等，都应等其在体内尽可能完全排除、消失后再计划怀孕。

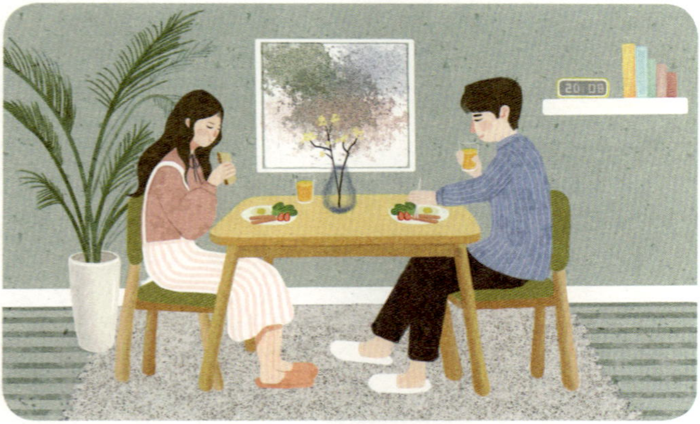

女性备孕前检查

常规检查　血常规、尿常规、肝功能、肾功能、甲状腺功能、肝炎病毒检查、梅毒及艾滋病检查等，了解一般的健康情况。

内分泌检查　查性激素六项，在月经的 2~4 天抽血检查，明确卵巢功能。

妇科检查　B 超检查，排外子宫畸形、子宫肌瘤及卵巢囊肿等，了解基本的生殖功能状态；宫颈 TCT 和 HPV 检查，排外宫颈病变。

男性孕前检查

常规检查　血常规、尿常规、肝功能、肾功能、甲状腺功能、肝炎病毒检查、梅毒及艾滋病检查等，了解一般的健康情况。

精液检查　了解准爸爸的基本生殖能力。

孕前需做的各种体检

项目名称	检查内容	检查时间	检查目的	检查对象
生殖系统	通过白带常规筛查滴虫、霉菌、支原体感染、衣原体感染、阴道炎症以及淋病、梅毒等性病	孕前任何时间	排除男科、妇科疾病。如患性病，最好先彻底治疗再怀孕，避免流产、早产	育龄夫妇
孕前病毒检查	风疹、疱疹、弓形虫、巨细胞病毒四项	孕前3个月	约70%的女性会感染风疹、湿疹等病毒。一旦感染，妊娠前3个月，会引起流产和胎儿畸形	育龄女性
传染病	乙肝五项、丙肝、梅毒、艾滋病	孕前3个月	避免将肝炎、梅毒、艾滋病等病毒传播给孩子	育龄夫妇

（续表）

项目名称	检查内容	检查时间	检查目的	检查对象
尿常规	查尿	孕前3个月	有助于肾脏疾患的早期诊断	育龄女性
口腔	如牙齿没有问题，只需洁牙就可以。如牙齿损坏严重，就必须治疗了	孕前6个月	避免孕期孕妇犯牙痛病进行治疗时对胎儿造成影响	有牙痛史的育龄女性
妇科内分泌	睾酮、雌二醇、血清促黄体生成素等6个项目	在月经期的第2~4天	可了解准妈妈的内分泌状况	月经不调、不孕女性
染色体异常	检查遗传性疾病	孕前3个月	避免孩子有遗传性疾病	有遗传病家庭史的育龄夫妇

备孕是指育龄妇女有计划地怀孕，并为优孕做必要的前期准备，是优孕与优生优育的重要前提。实践证明，母体营养对妊娠结局将产生至关重要的影响，不仅直接影响新生命的质量，而且对妇女及其下一代的健康影响长远。因此，备孕妇女必须

做到合理膳食、均衡营养、调整孕前体重至适宜水平，保持健康的身体状况，为成功孕育新生命打下坚实基础。

如果备孕夫妻体重超过或低于标准体重，应该开始调整饮食，争取将体重调整至标准体重后再怀孕。

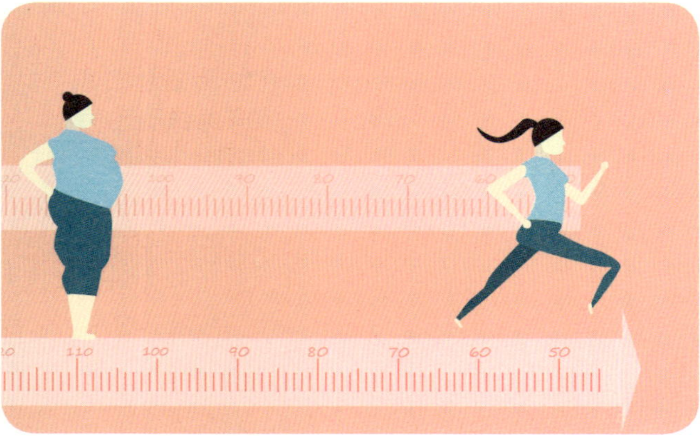

在人体中，从毛发、皮肤、肌肉、骨骼，到大脑和其他内脏，再到血液、神经组织和内分泌系统，都需要蛋白质。蛋白质是女性备孕时需求量最大、最重要的营养成分。蛋白质是胎儿细胞分化、器官形成最基本的物质，如同构筑一座坚实大厦的基础。怀孕前，备孕双方摄入蛋白质不足，会影响精子与卵子的质量，从而影响胚胎的形成和发育。怀孕中，孕妇的蛋白质摄入不足，除了会影响胎儿的成长发育外，还会降低孕妇的免疫力，引起孕妇贫血和营养不良，甚至导致产后乳汁分泌不足、身体复原缓慢等。因此，备孕和已孕女性要保证每日蛋白质的摄入量，尤其是优质蛋白质和必需氨基酸的摄入量。那么，哪些才是优质蛋白呢？哪些食物中才含有我们身体所必需的氨基酸呢？

在人体所需要的 20 种必需氨基酸中，有 8 种氨基酸是人体自身不能合成，必须从食物中摄取的。因此，含有大量必需氨基酸的蛋白质被称为优质蛋白质。

瘦肉、鱼类、禽类、奶制品、蛋类、豆类和坚果类中必需氨基酸含量最高。这些食物蛋白质含量丰富，易消化吸收，氨基酸种类齐全，且氨基酸模式较接近人体需要。豆类（特别是

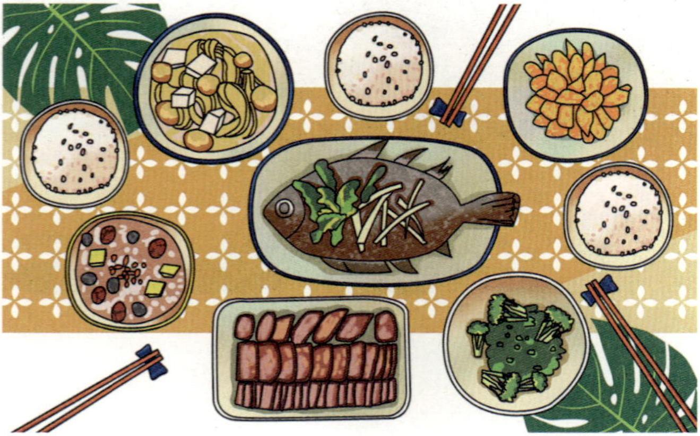

大豆）不仅含有丰富的蛋白质，且与其他植物性食物相比，其氨基酸组成也较合理，在体内的利用率较高，是植物性食物中较好的蛋白质来源。但豆类蛋白质质量仍逊色于乳类蛋白质。

育龄青年每千克体重每天应摄取蛋白质 1~1.5g。备孕的青年妇女应为 1.5~2g，也就是每天的食物中有 1 个鸡蛋，40~75g 鱼肉，40~75g 畜禽肉，25~35g 大豆及坚果类，再加 1 杯牛奶就可以满足身体对蛋白质的需求。在妊娠 4~6 个月期间，孕妇每日进食蛋白质应增加 15g，在妊娠 7~9 个月期间，每日应增加 25g。

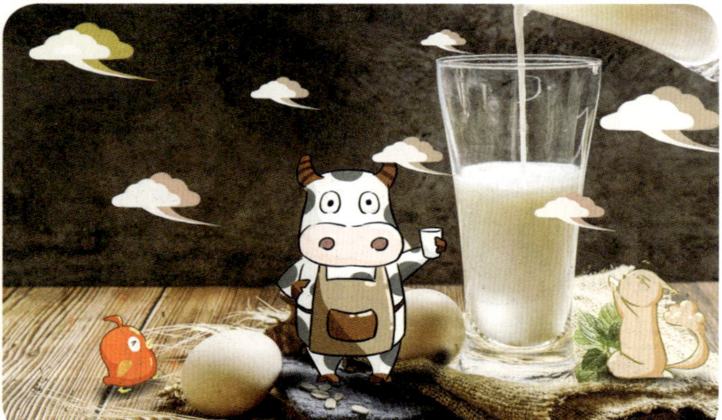

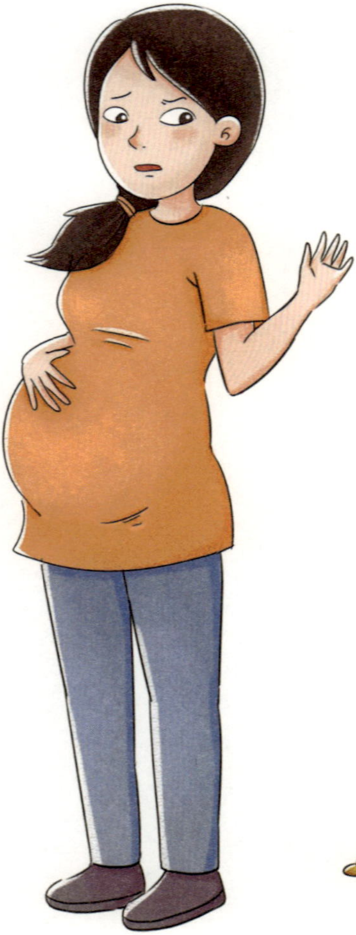

孕前 5 个月

完成致畸病毒检测，特别是家中有猫、狗等宠物时，避免接触宠物的排泄物。

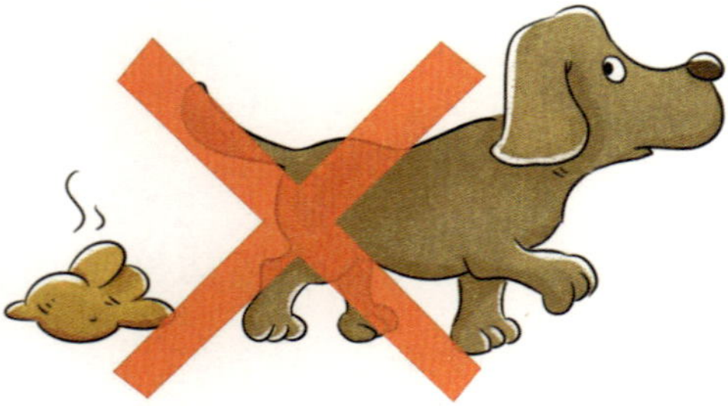

TORCH 检查　弓形虫、风疹病毒、单纯疱疹病毒、巨细胞病毒检查，让未来的孩子远离可能致畸的病毒。

口腔保健　给口腔、牙齿做个体检。

孕前 4 个月

适当加强锻炼，增强身体素质，不熬夜，戒烟戒酒，将有害物质充分代谢。

孕前 3 个月

备孕夫妻最好都要慎用药物，包括不使用含雌激素的护肤品；远离对胎儿有危害的环境，如放射性、辐射性工作场所或物品。如需使用治疗药物，需在医生的指导下用药。

积极进食富含营养素的食物，如含叶酸、锌、铁、钙等的食物。开始口服叶酸片，防止胎儿神经管畸形。

孕前 2 个月

夫妻双方坚持每天运动 30 分钟，增强身体素质，保持生殖健康。备孕期间，适当的运动不仅不会影响受精卵着床，还可以保持精力充沛。运动使人心情愉快，有助于精神放松，而且备孕期间运动还能提高免疫力，增强体质。运动时各类性激素分泌会相应增加，使得卵巢、子宫、乳房等性器官的功能发生变化，提高卵细胞的活力，为受精卵提供优质的卵细胞。但备孕期间不适合做剧烈的运动，可以做一些有氧运动，比如散步、游泳、瑜伽、慢跑或快步走、普拉提等。

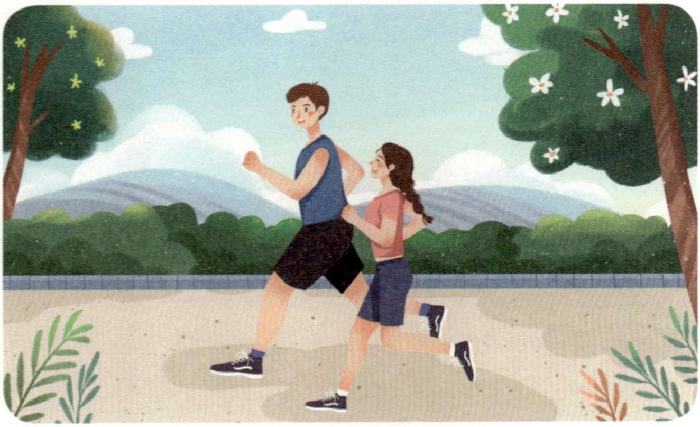

孕前 1 个月

测定排卵日，采用观测基础体温、排卵试纸检测等方法，综合分析，获得准确排卵日期，提高受孕机会。

受孕

放松心情，享受生活，不要把受孕当成任务来完成。

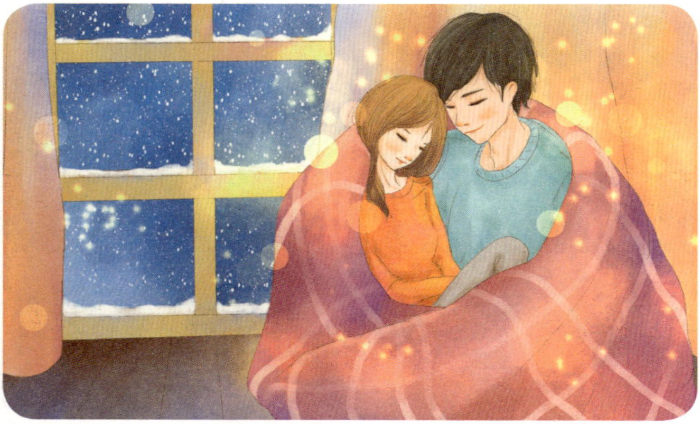

备孕好心情，轻轻松松把孕怀

现代女性非常注重优生优育，对待备孕也是一点都不马虎，但矫枉过正是不可取的。备孕期间的情绪会直接影响到受孕的概率，备孕期间的心情调适很重要，越在意越紧张，压力越大，越容易失败。

常见的备孕错误心理

求子心切　焦急的心理会影响体内激素的分泌，导致身体机能发生不正常的变化，反而不利于正常受孕。很多人求子心切，又害怕不能正常受孕，因而压力过大，紧张焦虑，甚至产生抑郁，这样往往越想要孩子就越难受孕。

不孕压力　不孕症是女性的常见病，其病因是相当复杂的，既可能有器质性病变，也可能是功能性障碍，更有心理方面的原因。在相当一部分患者中，最重视的是器质性病变，轻视的是功能性疾病，忽略的是心理性障碍。

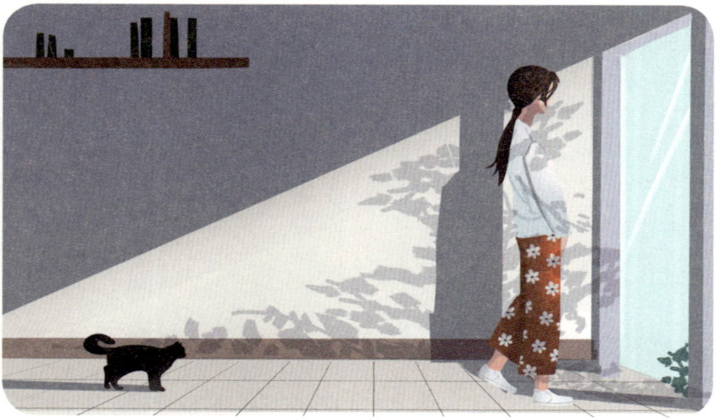

假性怀孕 有些备孕女性突然发现自己月经没来了，偶尔还伴有恶心、呕吐的现象，但实际上根本就没有怀孕。这些怀孕症状都是“假性怀孕”的表现，多是心理因素造成的。

讳疾忌医 很多人认为不孕不育症是一件很丢脸、难以启齿的事情，不敢去看医生。其实，这是一种非常错误的想法。因为不孕不育不是一种单纯的疾病，是由很多种原因导致的一个综合性疾病。它可能是单方面的问题，也可能是男女双方面的问题。例如：女性卵巢的问题、输卵管的疾病、男性精液异常等生理因素，男女双方性知识的缺乏，或心理因素等。这些只有到医院经过科学系统的检查后才能更好地对症下药，只有依靠先进的现代医学对多种病因进行准确分析，给予针对性治疗，才可能治愈不孕不育症。

过分在意　一些现代女性对于怀孕太过敏感和紧张，道听途说，使得生活变得小心翼翼，这也容易影响到受孕。

轻松备孕好心情

一定要平常心，不要将备孕消息公知天下　顺其自然是最好的方式。轻松惬意的生活容易使心情平静，会增加受孕概率。采用“无所求”的态度，顺其自然，往往能达到助孕效果。当然，对于急切想要做母亲的人来说，要做到这点并非易事。那么就抽个时间和家人一起去旅行吧，抛开那些琐碎与繁杂，真正去享受生活，就像你俩刚结婚度蜜月那般！

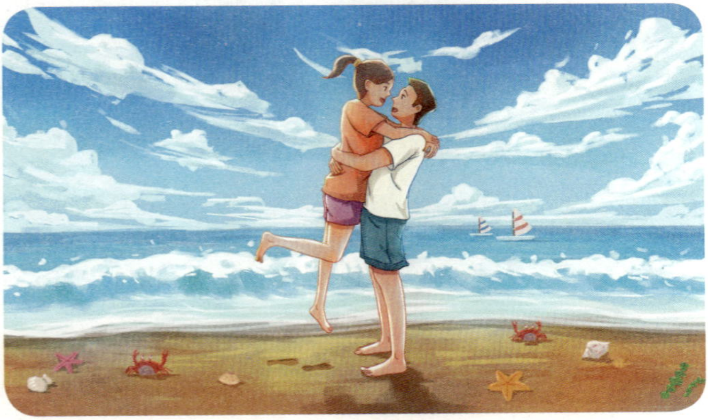

平衡好工作和生活 现代女性在工作岗位上承担着相当大的重任，因此备孕期间要特别注意平衡好工作和生活。想想把一个可爱的宝宝拥在怀中的感觉，那这一切都是值得的，加油吧！备孕不仅是女性的事情，也需当丈夫的鼎力协助，千万不要把事情都推到老婆身上。备孕期间，做丈夫的应做到戒烟戒酒，尽量和爱人一起做做户外运动。备孕女性感到压力大的时候应找人聊天倾诉，缓解压力。

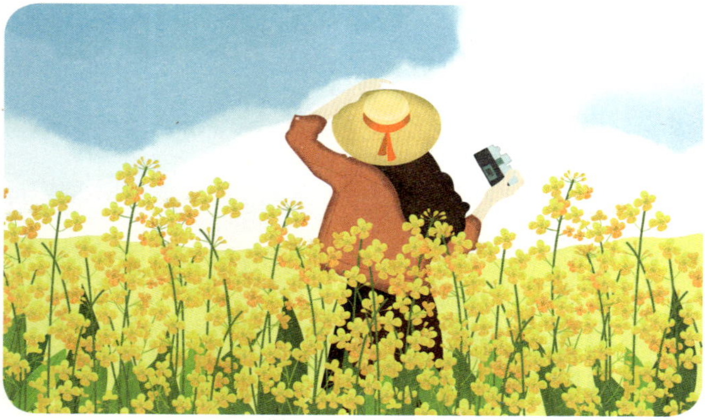

预习好孕产知识 学习孕产知识，缓解无知带来的担心和恐惧。焦躁、忧虑的情绪不利于怀孕，即使怀孕了也会影响胎儿的健康发育，所以从备孕开始就要学习孕产知识，学会管理情绪，让自己保持乐观的心态。对于易动肝火的人来说，一定要注意保持心态的稳定，遇事不要急躁。

不要把备孕当“任务”一样对待　对丈夫施加压力，或每次房事都按照时间表来进行，这些会适得其反。采取一些新鲜的小技巧来延续高潮，“性”致盎然有助于增加受孕的概率。如果仅仅是把受孕当成需要完成的任务，那么你还能期待自己有多少激情呢！别把亲密当成任务来完成，运用你的想象，让气氛更加浪漫一些。

孕前检查　孕前检查能帮助你在怀孕前发现异常，及时治疗和避免潜在的问题，将身体和心理都调试到最佳状态，并在医生指导下有计划地怀孕，以降低宝宝的出生缺陷风险，平安度过孕期和分娩。

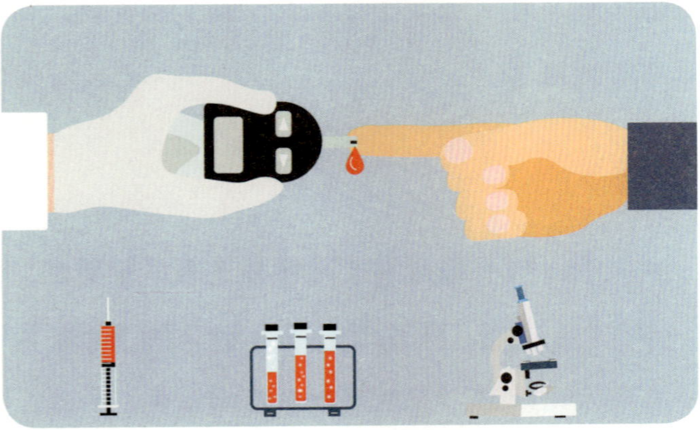

如果你在 35 岁以下，并且非常认真地尝试受孕已经超过了 12 个月；或者你目前 35 岁以上，已经努力了 6 个月，还不见动静，那么就该到医院就诊，进行相关的检查了。

适度调整心情　备孕女性可以出去找朋友们谈谈心，或者上网看一些搞笑视频，听听音乐，看看书，去户外散步踏青等，总之转移你的注意力，慢慢就能调整好情绪。当觉得采取种种方法自己仍然觉得有“累”的感觉时，我们可以抱着积极的心态寻求心理咨询师的帮助。

备孕妇女常见疾病及处理

做母亲是一种神圣的责任，也是人生的一大乐趣，从一名普通的女子变为一名孩子的母亲，这将会是一次破茧成蝶的蜕变。夫妻在准备要孩子前，应去医院检查，确认一下有无疾病，以保证妊娠的顺利进行。因为病情的性质和症状决定了妊娠是否可以进行，也影响到妊娠的结局。以下疾病应在怀孕前治疗：

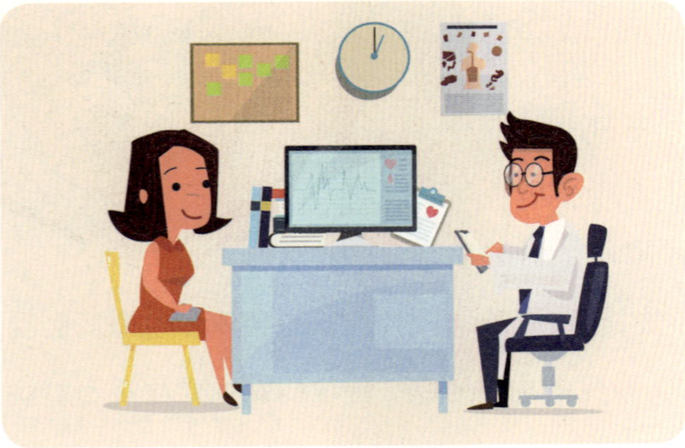

贫血

严重贫血，不仅使孕妇妊娠痛苦，而且影响胎儿的发育，不利于产后恢复。随着妊娠的进展，贫血还会不断加重，所以孕前如有贫血存在，应在孕前查明原因，进行相应治疗后方可妊娠。

结核病

患有结核病的女性，易因输卵管结核导致不孕，且结核病可能影响胎儿发育，怀孕之前必须接受正规治疗并治愈。

心脏病

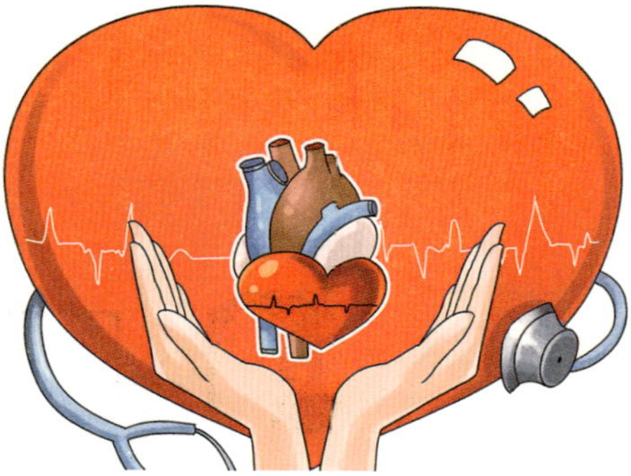

妊娠合并心脏病是导致孕产妇死亡的三大原因之一，女性生育更是增加了患心脏病的风险。心脏功能不正常会造成血运障碍，引起胎盘血管异常，导致流产、早产，产妇的身体和生命都会受到威胁。因此，作为常见的内科疾病，备孕妇女更要注重心脏病的筛查，做到早发现、早诊断、早干预。严重心脏病患者还必须避孕。

肾脏疾病

肾脏疾病是不可逆损伤性疾病，故无法根治，仅能延缓疾病的发展，如有较长肾脏病史者更要严格评估肾功能，判断是否可以妊娠。肾脏病患者一旦妊娠，随着妊娠的继续，病情可能加重，引起流产、早产，有的必须终止妊娠。根据肾脏病的程度和症状，请教医生是否可以妊娠。

高血压

高血压是最常见的慢性非传染性疾病，其患病因素包括年龄、高钠膳食、肥胖、酗酒、高血压家族史、缺乏体力活动、脂代谢异常等。有高危因素者孕期易患妊娠期高血压，或者有慢性高血压者孕期会加重，严重者可以发生子痫前期 - 子痫，全身微血管的痉挛导致多脏器功能减退，出现高血压心脏病甚至心衰、急性肾衰竭和脑血管意外等；胎盘血管异常可导致羊水过少、胎儿窘迫、胎盘早剥等，严重者可发生孕产妇及围产儿死亡。

孕前高血压患者在孕期往往表现出疾病加重，伴发子痫前期。故建议合并高血压的备孕妇女在孕前到心内科、产科共同完善检查。一方面，需评估血压控制情况；另一方面，需通过完善检查评估有无高血压性心脏病及心脏泵血功能障碍，评判肾脏有无受损等。另外，建议患者在了解风险情况下再考虑妊娠。如存在严重的高血压，收缩压≥160mmHg和（或）舒张压≥110mmHg，应及时使用药物控制，建议待病情稳定后再妊娠；如高血压导致脏器功能损伤、大量蛋白尿和肾功能异常、高血压心脏病伴心肌收缩功能减退、视网膜血管异常和眼压升高，不建议妊娠；如果已经妊娠，则收缩压应控制在130~139mmHg，舒张压应控制在80~89mmHg。降压过程力求血压下降平稳，不可波动过大，且血压不可低于130/80mmHg。孕前服用降压药的女性，计划妊娠前应改为孕期可用药物，以

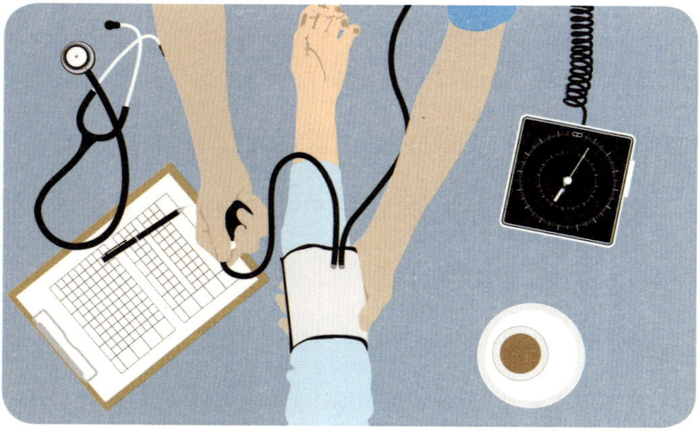

防止胎儿畸形。利尿药虽然作为治疗高血压的常用药物之一，但是孕期由于机体血液呈高凝状态，故建议遵医嘱，调整或停止用药。

肝脏疾病

孕前有肝脏疾病者，应治疗后再考虑妊娠。妊娠后，肝脏负担增加，如有肝脏疾病，会使肝脏病情恶化。病情严重者必须终止妊娠,如果病情不严重,在医生的指导下,可以继续妊娠。

糖尿病

孕妇患有糖尿病，对孕妇和胎儿均有一定的影响及风险。妊娠期间血糖控制不佳的患者可并发感染、脂质代谢异常、高血压、肥胖等代谢综合征；而胎儿方面，流产率增加，可能导致胎儿先天畸形（尤其以心脏畸形为主）、巨大儿、胎儿生长受限、胎死宫内等，胎儿在儿童期、青春期及成人期发生肥胖、糖代谢异常及心血管疾病的风险也将增加。

对于已确诊糖尿病、糖耐量异常或空腹血糖异常以及既往妊娠有妊娠期糖尿病病史的备孕妇女，应在孕前到内分泌科及产科门诊进行妊娠前咨询和评估，自我检测血糖及监测糖化血红蛋白，建议在孕前及孕中晚期进行糖耐量检测。根据患病程度，请教医生是否可以妊娠或终止妊娠时机。

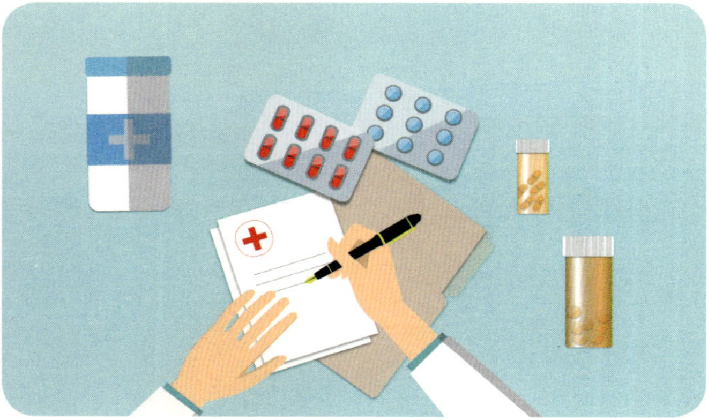

膀胱炎、肾盂肾炎

膀胱炎可以发展成肾盂肾炎，膀胱炎的症状有尿频、尿不尽、尿痛等。患过膀胱炎的妇女，一定要治愈后才能妊娠。

阴道炎和宫颈炎

很多女性都会出现阴道疾病，比如阴道炎、宫颈炎。患阴道炎时，阴道内酸碱度发生变化，白细胞增多，这些都会妨碍精子的存活、活动度。宫颈炎症造成的局部内环境改变，不利于精子通过宫颈管。盆腔感染如果治疗不及时、不彻底，尤其是结核性或淋菌性感染，即使痊愈，也会造成输卵管的粘连、扭曲、狭窄，从而使不孕或宫外孕的发生率增加。有阴道炎的妇女治愈后，方可考虑怀孕。

甲状腺疾病

甲状腺疾病十分常见，这是育龄期妇女常见的内分泌疾病，仅次于糖尿病。事实上，甲状腺与妊娠密切相关。正常的甲状腺不仅仅在身体能量代谢及生长发育等方面发挥作用，还与女性的生殖功能息息相关。甲亢不仅容易引发其他的激素分泌异常，还会造成营养紊乱和情感变化等情况。患有甲亢的女性常常合并有月经紊乱。甲亢初期，卵巢激素的合成和分泌增加，引起子宫内膜增生过长，表现为月经过多、月经频发、经期延长等，还有痛经和经前紧张症，这些都使她们的生育能力有所下降。

甲亢晚期可导致排卵功能障碍和性激素分泌紊乱，导致卵泡发育停滞、无排卵、月经稀发甚至闭经。严重甲亢患者可导致不孕不育。此外，甲亢患者即使怀孕后，发生胎儿发育迟缓、死胎、流产及早产等不良妊娠结局的风险也大大增加。

甲减的患者通常表现有畏寒、少言懒语、疲乏无力、表情淡漠、唇厚舌大、厌食、心动过缓、记忆力减退及性欲减退等。女性甲减还容易表现为月经不调、经血过多或闭经、排卵障碍及卵巢萎缩等。甲减女性患者的性欲减退、对性生活不满意等，也是间接引起不孕的原因。

妊娠合并甲减易发生流产、子痫前期、子痫及胎盘早剥等不良妊娠结局。即使能够顺利生下宝宝，其婴儿也容易发生先天性甲状腺肿、呆小病及其他先天性畸形，所以应及早发现孕前或孕期的甲减，及时治疗，提高受孕能力，保证胎儿的生长发育正常。

子宫肌瘤

子宫肌瘤在育龄妇女中发病率为1.6%~10.7%，其占女性不孕原因的1%~3%，可能导致不孕率为5%~10%，导致复发性自然流产率为7%。通常认为，黏膜下或肌壁间肌瘤影响受孕的原因可能是限制妊娠的子宫形状，而子宫弥漫性多发肌瘤者容易不孕，即便体外受精、胚胎植入成功概率也较低，易发生流产。

孕前超声评价是最有效的监测手段，应注意观察肌瘤的大小、数量、位置，特别注意特殊部位的肌瘤。

妊娠期间，有时肌瘤可发生相应变化，如出血、变性、坏死，从而影响妊娠结局。然而，对于子宫肌瘤剔除术后的妊娠，子宫临产前后发生破裂，主要与肌瘤的部位和手术的具体术式有关。

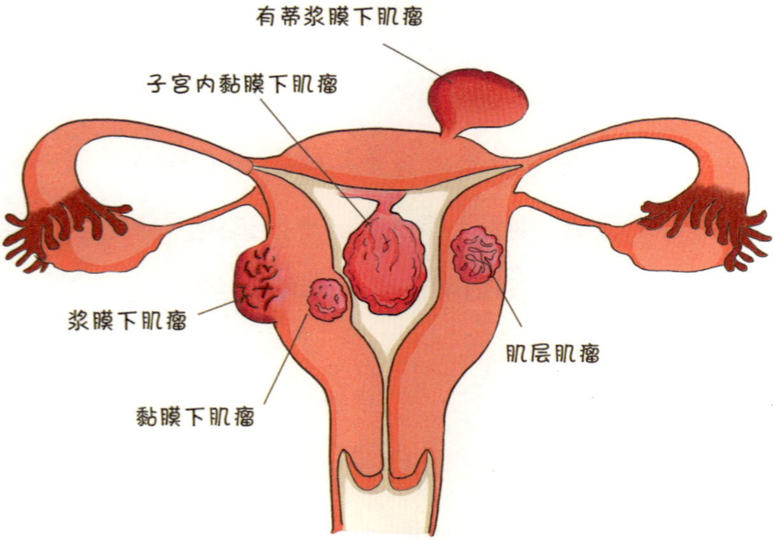

有开腹子宫肌瘤剔除术史的孕妇子宫破裂风险增加 1.7%，而有腹腔镜下子宫肌瘤剔除术史者妊娠后子宫破裂风险增加 0.5%，大多认为既往子宫肌瘤剔除术中穿透内膜的妊娠妇女存在阴道分娩禁忌，孕期管理同有剖宫产史的孕妇。

有宫腔镜下子宫肌瘤剔除史的妊娠妇女子宫破裂极少见，

既往操作过程中有子宫穿孔史者除外。对于子宫肌瘤术后妊娠间隔，如肌壁间肌瘤穿透子宫内膜者，一般建议避孕间隔 2 年；肌瘤剔除未穿透内膜者一般建议避孕 1 年；宫腔镜下手术者一般建议避孕时间 6 个月；带蒂的子宫肌瘤剔除者术后即可准备妊娠。

子宫瘢痕憩室

剖宫产瘢痕憩室发生率为 4%~9%，临床表现以月经淋漓不尽、慢性下腹痛、继发不孕为主。经阴道超声对其诊断率高，宫腔镜检查可确诊。如因阴道流血淋漓不尽影响受孕则考虑手术治疗。

卵巢肿瘤

绝大多数卵巢肿瘤无典型临床症状，常于妇科检查或超声等影像学检查时偶然发现，可分为功能性、良性和恶性 3 类，且大部分为良性疾病。孕前卵巢囊肿的诊治关键在于良恶性的判别，有经验的超声医生可通过超声影像学来识别卵巢肿瘤的良恶性，其敏感度为 87%，特异度为 92%，且三维超声更具诊断价值。对于直径 >5cm 的卵巢囊肿建议每年都做超声检查，并结合症状及相关肿瘤标志物（如 CA125 等）综合判断。对于持续存在的直径 >7cm 的卵巢囊肿，多主张外科手术处理。经阴道灰阶超声是评估卵巢肿瘤最有效的检查手段，卵巢子宫内膜异位囊肿者常合并不孕，术后可明显改善受孕率，而其他大多功能性或良性卵巢囊肿不影响自然受孕率。妊娠期有 10%~30% 的持续存在的卵巢囊肿可出现并发症，如扭转、出血、破裂、分娩梗阻等，从而出现围产儿不良结局。绝大多数卵巢囊肿扭转发生于妊娠 15~17 周，发生率为 19.9%，肿瘤大小多为直径 6~8cm 囊实性包块，如畸胎瘤。

妊娠期发生的囊肿破裂多见于功能性囊肿。巨大的附件囊肿如靠近子宫下段部位，常可引起梗阻性难产（发生率为 2%~17%）。因此，良性卵巢囊肿对妊娠的影响更多的在于孕期的不良母儿结局。

宫颈上皮内瘤变（CIN）

CIN 本身并不影响妊娠，CIN 孕前治疗重点在于排查宫颈浸润癌。CIN 标准化诊断程序是“细胞学 – 阴道镜 – 组织病理学”。因此，对于阴道镜检查结果满意的 CIN2、CIN3 患者，在排除浸润癌之后，可选择孕前暂不处理。

对于阴道镜检查结果不满意的CIN2、CIN3患者，由于有高达7%的病例存在隐匿性浸润癌，可在诊断性宫颈锥切时发现，目前多推荐采用诊断性宫颈锥切手术。若已进展为浸润癌者，仅对于ⅠA_1期者可实施保留生育功能的锥切术，但切缘需阴性。

在备孕中的夫妻们，知道一些化学药品知识，对胎儿的成长发育是有很大的帮助的，所以备孕期间一定要在医生的指导下服用药物。

综上所述，在计划妊娠前应到相应科室完善相关检查及评估脏器功能，建议在孕前调整机体状态，待病情稳定后再行妊娠。同时，需注意孕期安全用药，以防止药物对胎儿引起的副反应。

PART 2

天时地利人和，好孕不耽误

算好排卵时间，好孕如期而至

受孕是人类性生活中的一个特殊生理过程，对于健康男女，不主张刻意采取任何手段来干预这个自然的过程。当今社会，环境污染越来越严重，职场女性压力越来越大，平均结婚年龄和生育年龄大幅推后，使得婚后男女受孕变得更为困难。备孕妈妈如果能主动掌握一些关于卵巢排卵的生理知识，可能会大大提高受孕的成功率。

准确预测排卵期的意义

精子在女性体内存活的最长时间是 3 天，而卵子只能在排卵后 24 小时之内受精，如果想要提高受孕率，就应在排卵前 3 天至排卵后 4 天同房，这时的受孕机率最大。所以，准确预测排卵日，适时同房有利于受孕。

预测排卵期的常用方法

基础体温（BBT）法　每天清晨醒后测定体温，根据其变化确定排卵日，并对应采用避孕或受孕的方法。育龄期女性每月排卵后体温比排卵前升高 0.3~0.5℃，体温曲线呈双相型。

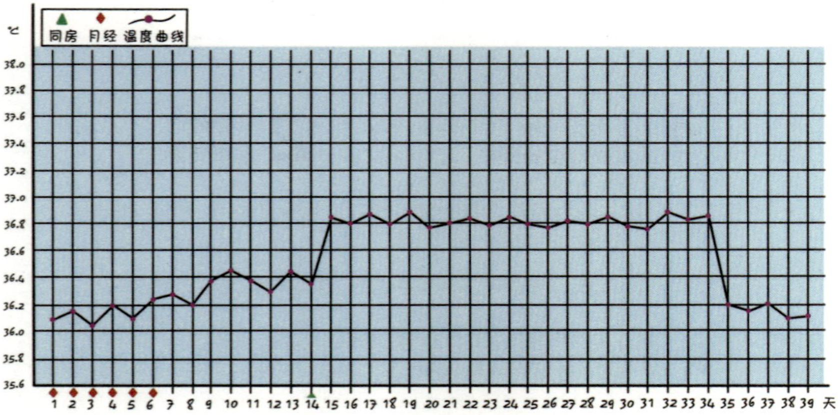

排卵测试纸　建议月经来潮的第 10 天开始测，每天测一次。测试前 2 小时不要大量喝水，用晨尿测为佳。如果发现颜色逐渐加深，就要增加测的频率，尽量测到强阳，发现颜色转弱后安排性生活。

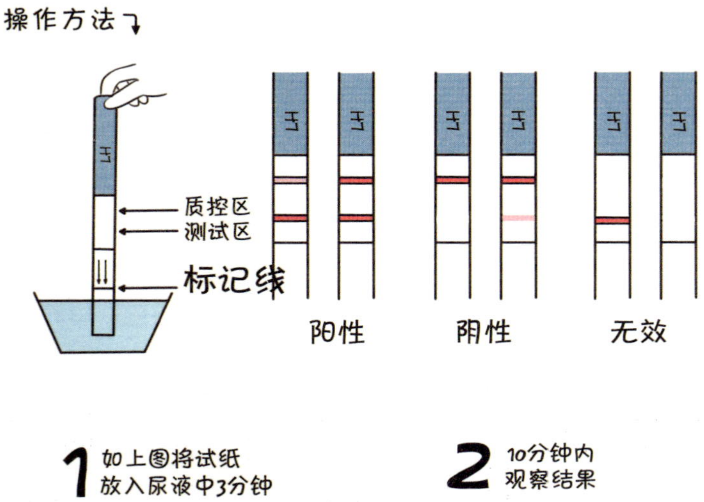

B 超监测　从月经周期第 10 天开始进行，动态监测优势卵泡的生长直到成熟排卵。

宫颈黏液　在接近排卵期时，宫颈黏液分泌量增加，同时性状清澈透明呈蛋清状，弹性好，拉丝度可达 10cm 左右。

日程表法　如果月经正常，大部分人的排卵时间在下次月经前 12~16 天（平均 14 天）。推测排卵日可以从下一次月经的大概日期向前倒数 14 天。如果是 28 天的月经周期，可以在月经的 12~16 天隔天安排性生活。

选好同房体位，受孕更加简单

性交的姿势与受孕的概率是否有很重要的关系呢？这是很多新婚夫妇想要知道的。受孕的过程是精子首先经过宫颈进入宫腔，再到达输卵管，与卵子结合。所以，要想受孕成功，最重要的是使宫颈口浸泡在精液池中，为更多的精子进入宫腔创造条件。

常见的性交体位有：男上女下位、侧位、坐位、后进位、胸膝位、立位式等，有些体位可节省体力，有些性交位可增加性感，有些体位可增加受孕机会，有些体位有利于卫生保健和预防疾病。所以，夫妻双方应根据不同情况、不同需要，选择相应的性交体位。

男上女下体位

这是最普遍的一种性交方式，生殖器可从正面交合，女方平躺仰卧，双膝微弯稍分开，有利于松弛阴部，打开阴门，射精时可使精液射在宫颈口周围，这样的体位对子宫前位的女性最佳。如果你想怀孕，性交后，尽可能在床上躺着休息半小时，千万不要马上起来，也不要冲澡，这样可以防止精液外流。

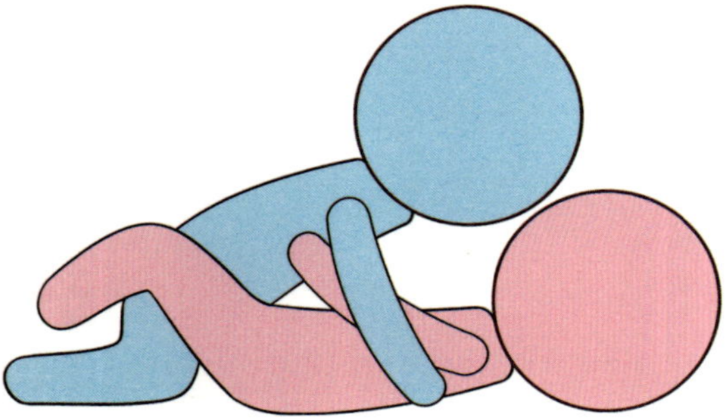

后进位

就是从背面进入，这样的体位对子宫后位的女性可能更佳，更有利于宫颈浸泡在精液池中。所谓后位性交姿势，只不过是女性趴着，男性从女性的背后将阴茎插入。这种姿势对于子宫后位，或者精液容易大量流出的不孕症患者来说，往往可以改善受孕环境，提高受孕的概率。

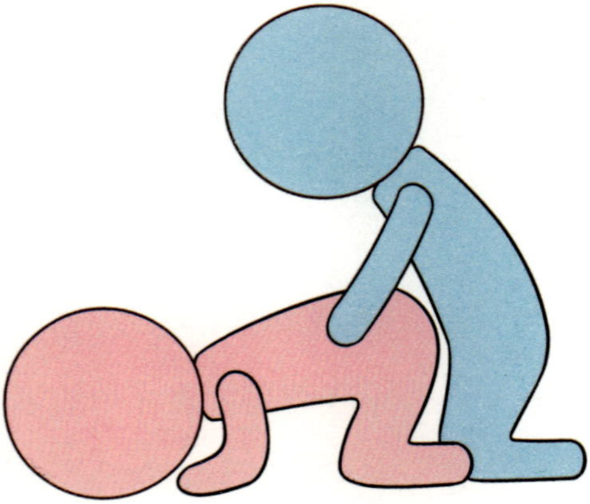

不管采取何种体位，为了防止精液流出，性交前可排空膀胱，性交后可把双腿朝空中举起，或者在臀下方垫一个枕头，使上身处于一个臀高头低的位置，这样有利于精液进入阴道后储存，提高受孕的概率。

确认怀孕的几种方法

育龄期女性出现月经停止来潮是可能怀孕的第一信号，尤其是在排卵期前后有过性生活史而又未避孕的女性。对于渴望怀孕或者暂时不想怀孕的那些女性，一旦出现月经延迟来潮，怎么样才能早点知道自己是否怀孕，是她们非常关心的问题。孕妈妈们，如果您的身体出现以下一种或一种以上症状，就应该去妇科门诊及时就医检查，确定是否怀孕。

停经　停经超过 10 天以上，就应考虑到有怀孕的可能，如停经超过 2 周以上就需要到医院检查原因。

早孕反应　孕 6 周后可出现头晕、乏力、嗜睡、唾液分泌增多、食欲不振、恶心呕吐等现象，统称早孕反应。呕吐多在清晨或空腹时发生，一般孕 12 周左右自行消失。

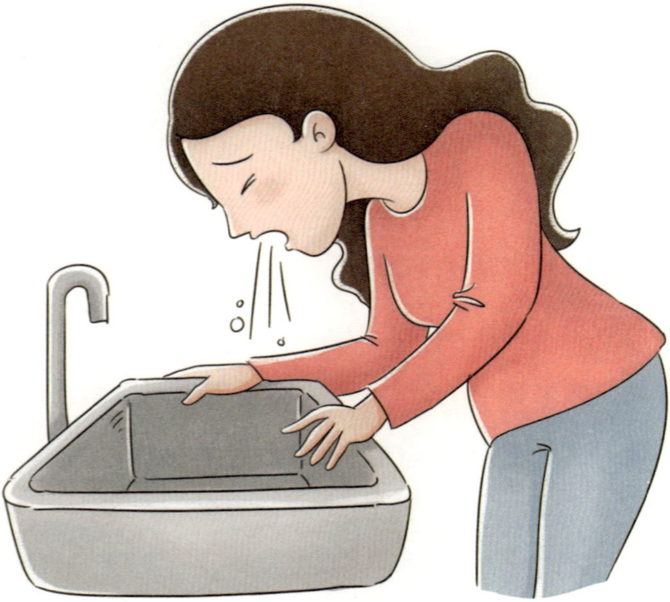

排尿次数增多　由于子宫增大后压迫和刺激膀胱导致排尿次数增多。怀孕 12 周以后，子宫超出盆腔，尿频症状自行缓解。

乳房变化　怀孕后，在雌激素和孕激素的共同作用下，乳房逐渐变大，乳头和乳晕部颜色加深，乳头周围出现深褐色结节。

基础体温的变化　妇女正常的基础体温呈双向曲线，即排卵前较低，排卵后升高，如月经到期未来潮，体温升高后不再下降，则怀孕的可能性极大。

早孕试纸化验呈阳性　早孕试纸可在停经后自己检测，一般在月经推迟7天左右方可测出。使用前，先将自己的双手及用来检测的杯子清洗干净，用干净的杯子盛尿液少许，将试纸按箭头所指处插入尿液之中三秒钟，然后抽出放在杯子边缘等待片刻。如果怀孕了，试纸上就会呈现出两条紫红色的短线；没有怀孕，试纸上则呈现出一条紫红色的短线。

PART 3

孕1月护理

孕早期叶酸补充指南

随着孕期保健知识的普及，越来越多的孕妈妈了解到孕期要补充叶酸，但怎么补可就众说纷纭了。现在，就让我们一起来了解下关于叶酸的一些知识。

叶酸是什么

叶酸是 B 族维生素的一种，又叫维生素 B_9，是人体必需的一种微量营养素，因绿叶中含量十分丰富而得名。人体自身并不能合成叶酸，只能从膳食中摄入。酵母、肝脏、水果和绿叶蔬菜是叶酸的丰富来源，肠菌也有合成叶酸的能力。叶酸会参与体内许多重要物质的合成及多种生化代谢过程，并对细胞分裂和基因调控发挥着重要的作用。缺乏叶酸可导致胎儿神经管畸形，子痫、早产和低出生体重儿发生率也增加。孕期补充叶酸可降低胎儿食管闭锁、心脏缺陷、腭裂、泌尿道畸形和脐膨出的发生率。有研究显示，叶酸水平对儿童的心理 – 情感发育也有影响，叶酸可减少儿童多动症发生的风险。

孕妈妈补充叶酸的时机

因神经管是胚胎早期最先发育的器官，在受孕后 1 个月左右完成闭合。从服用叶酸到体内叶酸达到一定水平需要一段时间，因此，建议计划性怀孕的育龄妇女在孕前即开始补充叶酸以免错过预防神经管缺陷的最佳“窗口”期。

孕妈妈补充叶酸途径

人们通常通过两种途径来获取叶酸，一是膳食，二是服用叶酸增补剂。酵母、深绿色蔬菜、水果、瘦肉、肝脏、坚果中含有丰富的叶酸，但叶酸为水溶性维生素，在烹饪过程中，食物中的大部分叶酸常常被破坏了。在我国北方地区，居民冬春季食用新鲜蔬菜和水果量少，体内叶酸水平更低。故而单纯通过改变膳食并不能达到预防神经管缺陷所需的叶酸剂量，需要额外增补。

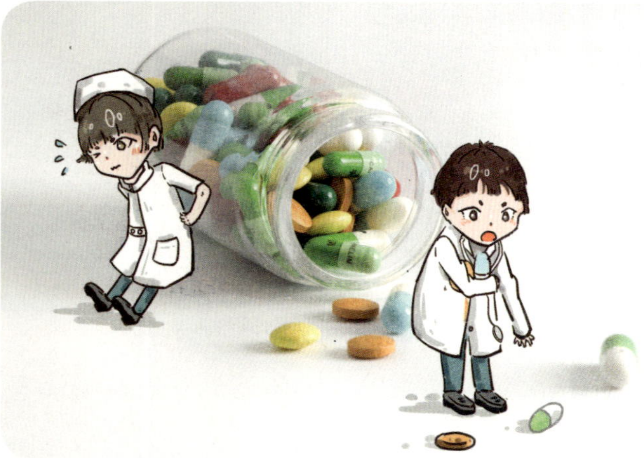

叶酸增补剂的使用方法

一般健康育龄妇女建议从可能怀孕或孕前至少 3 个月开始，每日增补 0.4~0.8mg 单纯叶酸，直至妊娠满 3 个月，有条件者可继续服用含叶酸的复合维生素。

如既往有神经管缺陷患儿生育史、家族中或本人有神经管缺陷妊娠史、I 型糖尿病、癫痫且正在服用抗癫痫药物、孕前采用口服避孕药的妇女则需从可能怀孕或孕前至少 4 个月开始，每日增补 4mg 叶酸，并持续服用至妊娠后 12 周，之后减少至 0.4~1mg/d。

对于携带叶酸代谢酶 MTHFR 基因突变、血液叶酸浓度低的妇女，可适当增补剂量。对于高同型半胱氨酸血症妇女，建议每日增补至少 5mg 叶酸，定期复查同型半胱氨酸水平，待降至正常后再考虑受孕，且持续每日增补 5mg 叶酸，直至妊娠满 3 个月。

神经管缺陷发病的分布呈现北方高于南方，农村高于城镇的特点。

但需说明的是，增补叶酸不能预防所有的神经管缺陷，有些综合征或染色体异常也会表现有神经管闭合缺陷。如果全程增补叶酸的妇女生育了神经管缺陷患儿，应做遗传咨询，并进行必要的相关实验室检查以明确病因。虽然增补叶酸很重要，但万事“过犹则不及”，补充叶酸不可过量，过量可干扰母体锌代谢，影响胎儿的发育，且下一代患自闭症、哮喘、呼吸道感染的风险增高。

育龄妇女补充叶酸，建议最好在妇幼保健医生或妇产科医生的指导下进行。

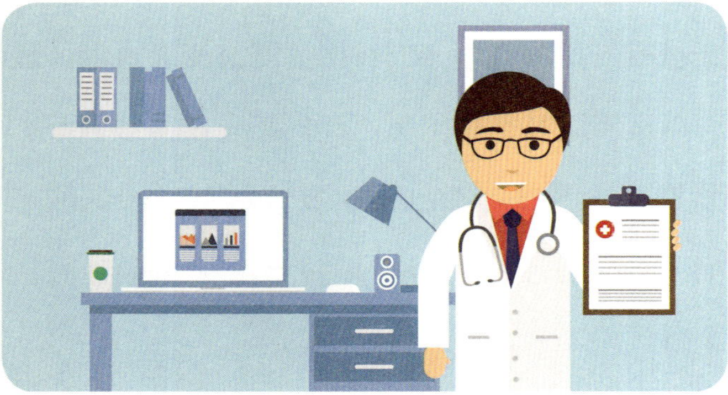

远离致畸环境和物质

在这里告诉各位孕妈妈，当有了宝宝后，生活方式及习惯要发生一些改变了。特别是一个多月的孕妈妈，此时的宝宝还很脆弱，任何影响宝宝发育的不良因素大家都要开始关注了。

首先，饮食上，不宜饮过多的浓茶及饮料，忌烟酒，不宜吃如八角茴香之类的热性调料。

其次，对于喜欢美容美发的孕妈妈，尽量减少接触化妆品，特别是一些美白祛斑防晒产品、香水、指甲油、劣质的口红，还有我们常用的染发烫发剂，日常活动也要避免过多地接触洗涤用品（尤其是浓度很高的消毒液）。如果工作需要，可以选用一些宝宝用的护肤、润肤产品以及纯植物提取的化妆品。

第三，尽量远离一些产生电磁辐射、放射性物质以及一些有毒物质（如铅、汞、苯、砷等）的有害环境，如电热毯、X

射线、CT、高温等，特别是装修不久的新家，往往有较高浓度的甲醛散发。对于常用的电子产品如手机、电脑，也是要控制使用时间，电脑最好摆放在靠窗位置，尽可能一天不要超过 4 小时，不用时要处于关机状态。电脑保护屏及防辐射服只能减低一些辐射，不能完全避免哟！

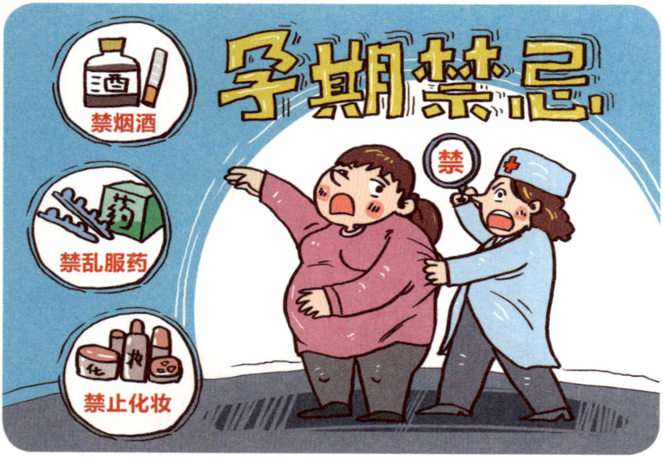

孕期能用药吗

有些孕妈妈对孕期用药顾虑重重，觉得吃药不安全，害怕会因为吃药给胎儿带来不好的影响，甚至拒绝一切药物。但是，有些疾病对孕妈和胎儿都是非常危险的，一味地拒绝吃药也是不对的。如何权衡利弊，在孕期如何做到最大限度地避免用药风险？下面将一一说明。

孕期患哪些疾病需要考虑用药

孕期发生疾病时，一定要及时就医，必要时必须进行药物治疗。

感冒等呼吸道感染 孕妇妊娠期患感冒很常见，但大多数人因惧怕影响胎儿而不敢用药。其实，许多病毒都可以通过胎盘，造成宫内感染，导致胎儿畸形、心肌炎、先天性心脏病，甚至死胎等严重后果。所以，当患呼吸道疾病时应尽早检查，如确实需要用药，在医生指导下及早用药是利大于弊的。

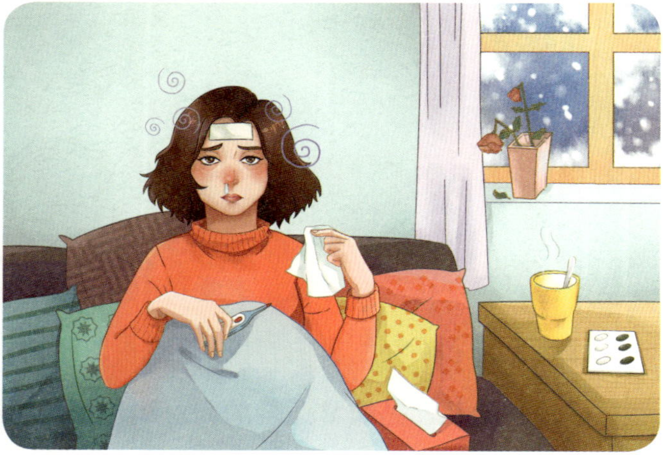

胃肠道疾病导致腹泻 若不严重可以不用药，但是腹泻可以导致宫缩，所以可酌情使用调节菌群的药物等；若存在感染甚至已经转为痢疾，那么用药治疗则是不可避免的。泌尿系统感染也是一样，拒不用药会有导致肾炎的危险。

甲状腺功能减退症 近年来较为多见，若不给予治疗，可能会影响胎儿的宫内发育以及智商。因此，通过及时、合理、适量的药物补充甲状腺激素对孩子是有益无害的。

妊娠期糖尿病 诊断标准较普通糖尿病要严格许多，一且确诊可先行饮食调节一周，若无效则需应用药物治疗，否则高血糖会影响胎儿的宫内发育，甚至造成死胎、巨大胎儿或孩子成年后也患上糖尿病。妊娠糖尿病不能口服降糖药物，而需要注射胰岛素治疗。

妊娠期高血压　妊娠期高血压会引起血管收缩，使胎盘的血供受到影响，导致胎儿发育不良，或导致孕妇患肾病、子痫等多种并发症。因此，及时的诊断、使用药物降压治疗也是必要的。

吃不吃药要由医生来权衡

首先，孕期生病，孕妈妈们一定不要先想着自己扛过去，一定要先去看医生，由医生判断是不是属于可以自愈而不需要用药的疾病。如果疾病不属于可以自愈的疾病，要用药的话，需要医生判断服药对孕妈妈和胎儿是益处更大还是风险更大，然后再决定用什么样的药。对于需要用药的孕妈妈而言，合理安全地使用药物才是对自己和宝宝最好的、最负责的选择。

孕期用药的基本原则

用药必须注意孕周，严格掌握剂量、持续时间。坚持合理用药，病情控制后及时停药。

在胚胎着床的14天以内，按孕周计算为孕5周以内，如果受精卵受到药物影响，会在着床前自然淘汰、流产，属安全期。

怀孕头3个月是胎儿发育的敏感期，是胎儿身体各组织及器官分化的重要时期，很容易受到药物的影响，因此这个时期应该尽量避免使用任何药物。

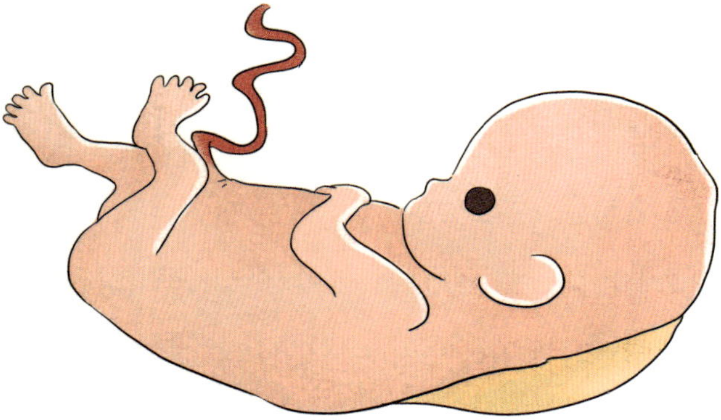

没有任何一种药物对胎儿是绝对安全的，只有当药物对孕妈妈的益处大于对胎儿的危险时，才可以考虑使用这个药。

用药时间能短就不要长，用药剂量能小就不要大 女性在妊娠期，即使是维生素类药物也不宜大量使用，以免对胎儿产生不良反应。例如，孕期大量服用维生素A会导致胎儿的骨骼异常或先天性白内障；过量的维生素D可导致胎儿智力障碍和主动脉狭窄。

尽量单一用药，避免联合用药 许多感冒药都是复方制剂，成分复杂，故不主张在孕期使用，如果需要用药，则可使用单一抗病毒的药物，成分越简单越好。另外，许多人认为中药比较安全，其实这是一个误区。许多中成药是复方制剂，使用时应该考虑到其中的各个成分对孕妇及胎儿有无危害。所以说，中药也并不是绝对安全的。

孕妇产科用药总结 必须有明确指征，避免不必要的用药，很多孕产妇一感冒就要求医生开退热、止咳药，此时“多喝热水”便成了产科医生的金玉良言了。

必须在医生指导下用药，不要擅自使用药物。关于很多药物的作用机理研究尚不完善，可能还存在其余的更大的副作用的药，所以一定要在医师指导下用药。

尽量使用一种药物，避免联合用药。在联合用药中，有的药的作用是相加的，有的是相互抑制的，还有些是互不相干的。所以应尽量减少药物的种类，选择最佳药物。

用疗效较肯定的药物，避免用尚未确定对胎儿有无不良影响的药物。

用小剂量药物，避免用大剂量药物。

严格掌握药物剂量和用药持续时间，注意及时停药。例如甲减的孕妇补充优甲乐时，要定期复查甲状腺功能，及时调整药物剂量或停药。

妊娠早期若病情允许，尽量推迟到妊娠中晚期再用药。

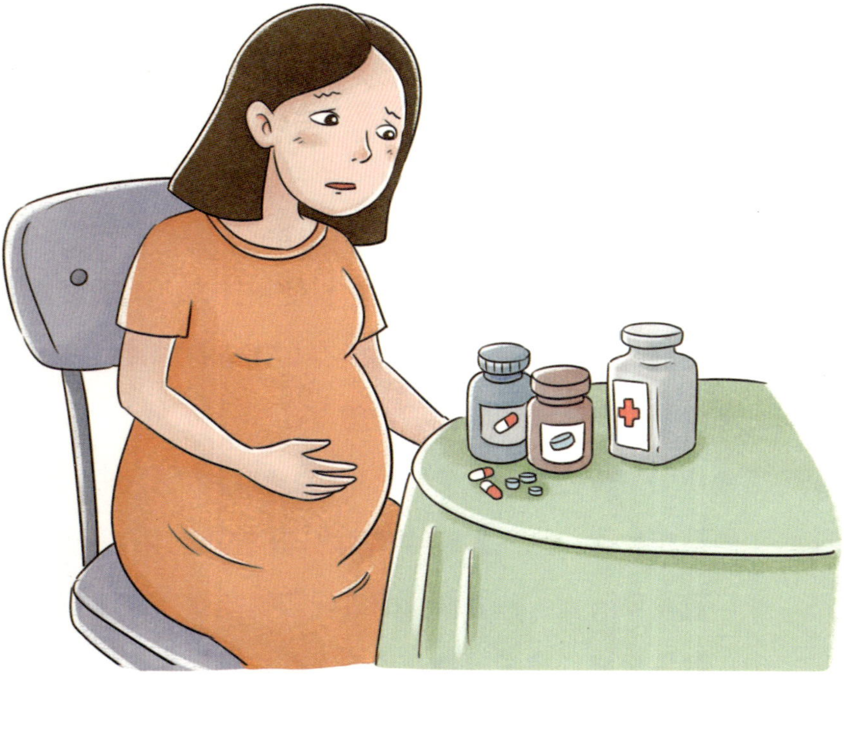

PART 4

孕2月护理

调节心情及饮食，应对早孕反应

怀孕是件喜事，然而早孕反应会给美好的怀孕惊喜抹上一层淡淡的烦恼。大多数孕妇在妊娠早期都有不同程度的早孕反应，有的症状轻微，有的则很严重，甚至发展成为妊娠剧吐，直接影响到孕妈妈的身心健康和胎儿的器官发育，严重者将逼迫终止妊娠。因此，如何减轻早孕反应程度，安全度过早孕期意义重大。

早孕反应是什么

早孕反应是指在停经 6 周左右出现畏寒、头晕、流涎、乏力、嗜睡、食欲缺乏、喜食酸物、厌恶油腻、恶心、晨起呕吐等症状，多在停经 12 周左右自行消失，但也有极少数孕妈妈在整个孕期持续存在早孕反应。妊娠剧吐是指妊娠早期孕妇出现严重持续的恶心、呕吐并引起脱水、酮症甚至酸中毒，需要住院治疗。在有恶心呕吐的孕妇中，通常只有 0.3%~1% 发展为妊娠剧吐。

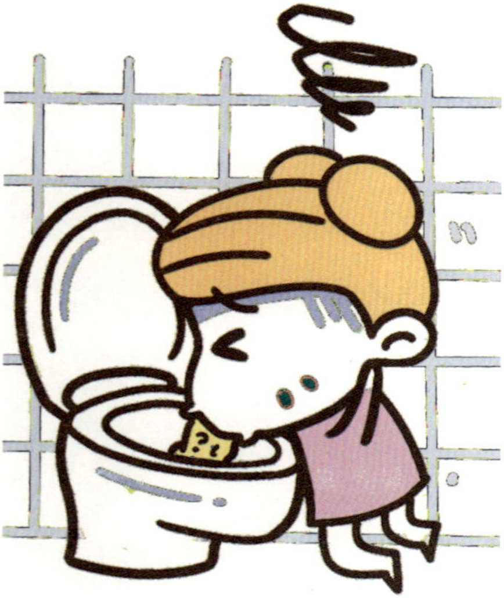

早孕反应发生的原因

早孕反应的发生是由于孕妇体内人绒毛膜促性腺激素（HCG）增多，胃酸分泌减少及胃排空时间延长所致。故而双胎妊娠或葡萄胎患者早孕反应发生更早、更明显。甲状腺功能亢进、肾上腺皮质功能低下、维生素 B_6 缺乏也可能是发病的原因之一。此外，精神因素与妊娠剧吐的发生有着较大的关系，特别是孕妇对妊娠本身有厌烦或恐惧心理，也可致呕吐加剧。

减轻早孕反应的方法

调节心情　心理放轻松很重要，心理压力过大，早孕反应会更加严重。孕吐是正常现象，只要不影响生活工作，不用担心会给胎儿造成不良影响。多了解一些相关的科学知识，同周围的孕妈妈多交流，相互学习，可以解除心理压力。怀孕是一个家庭的大事，准爸爸应多照顾孕妈妈的心情，参与孕期的整个过程，多排解妻子的担忧，为妻子和孩子营造一个轻松有爱的环境。

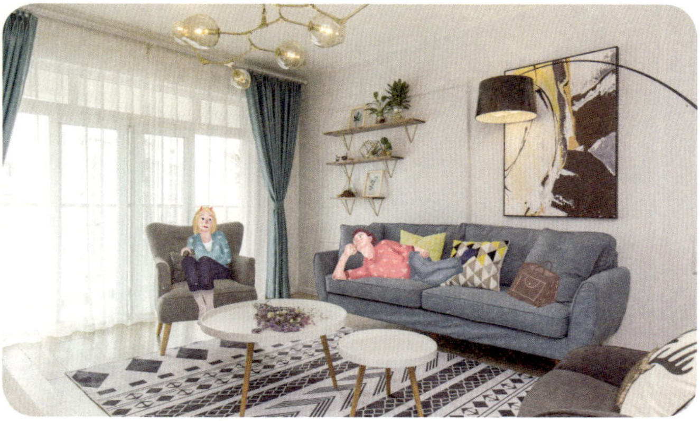

饮食调节　孕早期（前 3 个月）胎儿生长缓慢，并不需要太多的营养。孕妈妈的饮食应以“喜纳适口”为原则，在口

味上可以尽量选取自己想吃的东西。避免不吃早餐，应少量多餐，食物品种应该多样化，多吃富含维生素的食物。尽可能多地变换就餐环境，这样能激发食欲。应尽量避免接触容易诱发呕吐的气味、食品等，例如：油烟味、鱼腥味。

适量运动　适当参加一些轻缓的活动，室外散步、做孕妇保健操，在家做做简单的家务，如叠衣服、洗洗碗等，可改善心情、强身健体，减轻早孕反应。

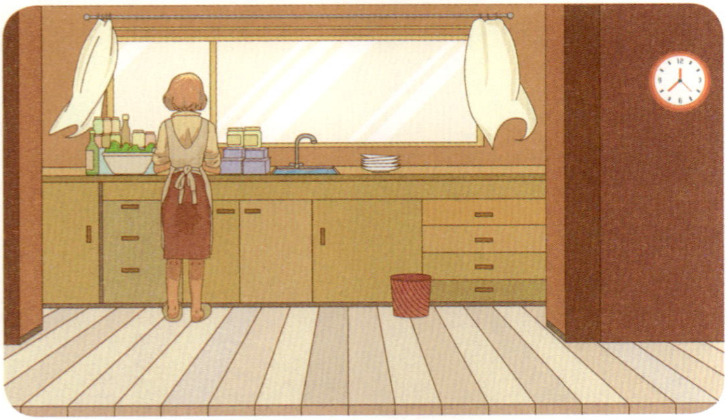

适时就医　早孕反应轻微者一般不需特殊处理，妊娠 12 周后随着体内 HCG 水平的下降，症状多自然消失。症状严重者应及时就医，持续性呕吐合并酮症的孕妇需要住院治疗，给予静脉补液、补充多种维生素，纠正脱水及电解质紊乱，合理

使用止吐药物，防止韦尼克脑病的发生。孕妇可在呕吐停止、症状缓解后，试着吃少量清淡流质饮食，若无不良反应可逐渐增加进食量。如果经过治疗仍无效，并有下列情况者，当终止妊娠：持续黄疸；持续出现蛋白尿；有多发性神经炎及神经性体征；体温持续在38℃以上，卧床情况下心率在110次/分钟以上；伴有精神症状者。

警惕流产

自然流产在某种程度上来说是人类繁衍的一个自然优胜劣汰的过程。一次流产也许就是一次偶发事件，但是与自然流产相关的疾病在目前的社会变得极为常见。虽然女性在怀孕以后，对于自己的身体肯定都会非常细心地照顾，即便这样，

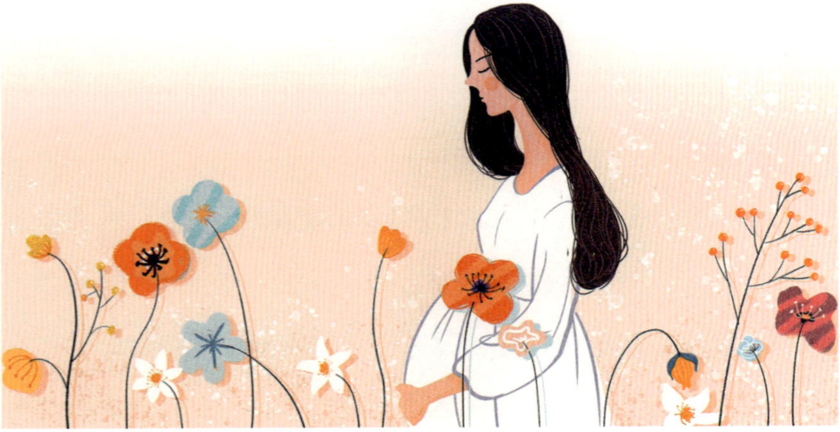

有些人还是会出现自然流产。因此，孕妈妈们一起来了解一下容易导致自然流产的那些原因吧。

胚胎因素

胚胎或胎儿染色体异常是早期流产最常见的原因。3个月内的流产，其中一半是由于胚胎的染色体异常造成的，包括数目异常，多见三体、X单体、三倍体等；结构异常，多为染色体断裂、倒置、缺失或易位。流产成为染色体异常胚胎的多数结局，只有极少数的胚胎可能继续发育成胎宝宝，但出生后多存在畸形或有功能缺陷。

母体因素

孕妇患有贫血、高血压、糖尿病、慢性肾炎、心脏病等疾病时，可导致胎盘梗死及子宫内缺氧而使胎宝宝畸形，从而造成流产。

母体受到病毒感染，临床多见为TORCH感染，病毒会通过胎盘进入胎宝宝体内，使胎宝宝停止发育导致流产。同时，感染后容易发生高热，也会引起子宫收缩导致流产。

孕妇患有子宫畸形（如双角子宫、子宫纵隔及子宫发育不良等）、子宫肌瘤（如黏膜下肌瘤及个别肌壁间肌瘤）、子宫腺肌病、宫腔粘连等，均可影响胚胎着床发育而导致流产。子宫内口松弛或宫颈深度裂伤都会引起胎膜早破而发生晚期流产。

妊娠期严重的躯体（如手术、腹部撞击、性交过频）或心理（过度紧张、焦虑、恐惧、忧伤）的不良刺激均可导致流产。此外，过量吸烟、酗酒、喝咖啡、吸食毒品均可导致流产。

母儿血型不合

血型不合分为两种。Rh 型母儿血型不合：孕妈妈的血型为 Rh 阴性，胎宝宝为 Rh 阳性；另一种是 ABO 型血型不合：孕妈妈为 O 型血，胎宝宝为 A 型、B 型或 AB 血。一旦胎宝宝血液进入母亲体内，母亲因血型抗原致敏产生抗体，此抗体经胎盘进入胎宝宝血液引起溶血，导致胚胎停育或流产。

内分泌功能失调

胎儿在宫内主要通过胎盘吸收母体的营养物质，如果胎盘发育不良或出现疾病，胎宝宝就会因得不到营养物质而停止生长引起流产，而内分泌的异常常常会使胎盘功能受到严重影响。

黄体功能不足往往影响蜕膜、胎盘而发生流产

孕激素分泌不足会使子宫蜕膜发育不良，从而影响受精卵的发育引起流产

前列腺素增多，会引起子宫肌肉的频繁收缩，也会导致流产

甲状腺功能的减退，会使细胞氧化能力产生障碍，进而影响胚胎的生长发育而导致流产

外界因素

孕妇受到有害物质或有毒环境的影响，如过多接触放射线和铅、苯、甲醛、氧化乙烯等化学物质或长时间受到高温、噪音的干扰和影响，也可导致流产。

父亲因素

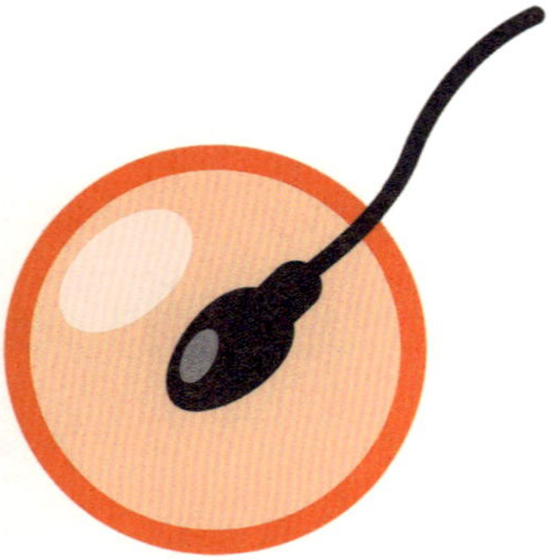

有研究证实，精子的染色体异常可导致自然流产。

预防流产

既然有那么多可能导致流产的原因和病因，孕妈妈们该如何来预防流产的发生呢?

在备孕期，男女双方应进行染色体的医学检查，明确是否带有遗传致病基因，特别是那些有复发性流产史的孕妇，更应接受规范检查，找到流产原因。

怀孕早期受早孕反应影响，孕妈妈应合理安排休息，保证充足睡眠；饮食多样化，少吃生冷辛辣食物，避免腹泻；调整心态，避免过度紧张。

孕早期应注意身体健康，避免着凉感冒，保持身心愉悦，减少有害射线接触，并注意减少电脑使用时间，每周应控制在 20 小时以内。

孕早期禁止性生活，特别是有复发性流产史的孕妈妈。

孕早期的孕妈妈应尽早进行血型的检测，若出现 Rh 血型，应做好血型管理，减少因为溶血导致流产的发生；对于子宫内口松弛的孕妇，应在孕16~18周行内口环扎术。

对于黄体功能不全的孕妇，临床药物治疗应做到早期足量足月。对于合并有甲状腺功能异常的女性，应用药物控制使得激素稳定后再怀孕，在孕期应该定期复查并应用药物治疗。

排除感染因素，备孕期和孕早期行TORCH检测。孕前和妊娠期，特别是妊娠早期3个月内尽量避免与猫、狗接触。妊娠早期尽量避免到人群聚集的地方以防病毒交叉感染。

孕前明确有完全或不完全子宫纵隔可行纵隔切除术；子宫黏膜下肌瘤可在宫腔镜下做肌瘤切除术；宫腔粘连可在宫腔镜下做粘连分离术；宫腔赘生物可在宫腔镜下摘除，治疗后再怀孕可有效降低流产发生率。

当然，关于流产的检查还有很多，包括其他感染及内分泌因素、免疫因素，尤其是针对复发性流产的患者，应该更深入及全面。这些都需要专业医生来进行个体化的评估，并给予治疗方案。

夫妻性生活要格外小心了

妊娠期，舒心的性生活能充分地将爱和性欲融为一体。丈夫给妻子或者妻子给丈夫亲吻与抚摸，爱的暖流就会传到对方的心田。体贴的性生活能增进夫妻感情，使孕妇心情愉快，情绪饱满，无形中又起到了情绪胎教的作用。另外，丈夫的精液中含有一种精液胞质素，它具有与青霉素相媲美的抗菌功能，能够杀灭葡萄球菌等致病菌，可以清洁及保护孕妇的阴道。

孕期性生活分为孕早期、孕中期、孕晚期、孕 36 周后四个阶段。孕早期应减少性生活，孕中期适当性生活，孕晚期尽量避免性生活，孕 36 周后严禁性交。各个阶段夫妻双方应当相互理解体谅，保证母子平安健康。

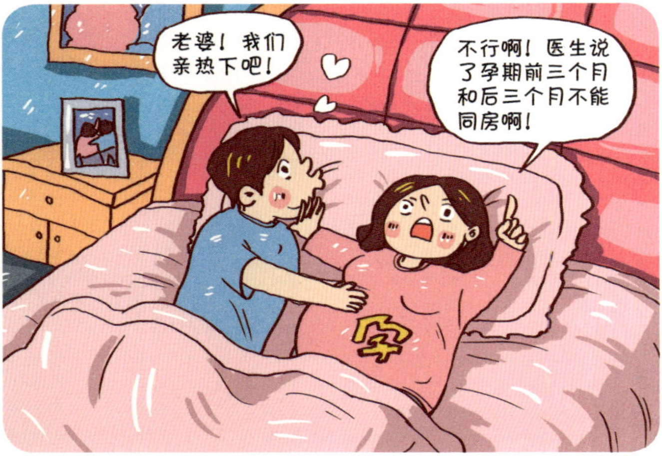
老婆！我们
亲热下吧！
不行啊！医生说
了孕期前三个月
和后三个月不能
同房啊！
孕

怀孕初期（1~3 个月），胎盘尚未发育完成，处于不稳定状态，维持胎儿在子宫内功能的孕激素的分泌还不充分，因此最容易发生流产。另外，精液中含有前列腺素，可刺激子宫收缩，也容易导致流产。故此期要比平时减少性交次数，并且应当体外排精。

怀孕中期（即 4 个月后），胎盘发育完成，胎儿在子宫内也稳定了下来，流产的危险大大减少，孕妇的早期反应消失，性器官分泌物增加，可以过愉快的性生活，但应节制，不可尽兴无度。

怀孕后期，尤其是孕末 1 个月，性交会将细菌带入阴道，一旦临产，细菌在体内上行可引起严重的产时或产后感染，重者会威胁母子生命。另外，孕后期的性生活也极易导致早产，故此期严禁过性生活。

值得注意的是，妻子怀孕后，由于激素的影响，使阴道内的糖原增多，妊娠期阴道内的化学变化非常有利于细菌的生长和繁殖。性生活时，丈夫务必将包皮垢及龟头冲洗干净，以避免妻子的阴道遭受病原微生物的侵袭，从而诱发宫内感染。妊娠中期的性生活以每周 1~2 次为宜，切忌劳累。在整个孕期，性生活要坚持两个原则：一是不能压迫和冲击孕妇的腹部；二是由于孕妇的阴道和子宫黏膜的血管变粗充血，容易受伤、出血，因而动作要平和，不可粗暴、猛烈。

如存在以下情况，则应尽量避免孕期性生活：

曾经有过人工流产或习惯性流产史的

胎盘位置离子宫口过近容易引发出血的

由于其他原因被医生明确禁止的

当然，每个人还存在很大的个体差异，当你不确定自己的身体状况是否可以过性生活，或发生过出血、腹部肿胀等现象时，最好及时向医生进行咨询。

PART 5

孕3月护理

开胃食物吃起来

在孕 3 个月初期由于胎儿体积尚小，所需的营养重要的不是量的多少，而是质的好坏，尤其需要蛋白质、糖和维生素较多的食物；受孕 11 周以后，由于胎儿迅速生长和发育，需要营养也日渐增多。从这个时期起，不仅食品的质要求高，而

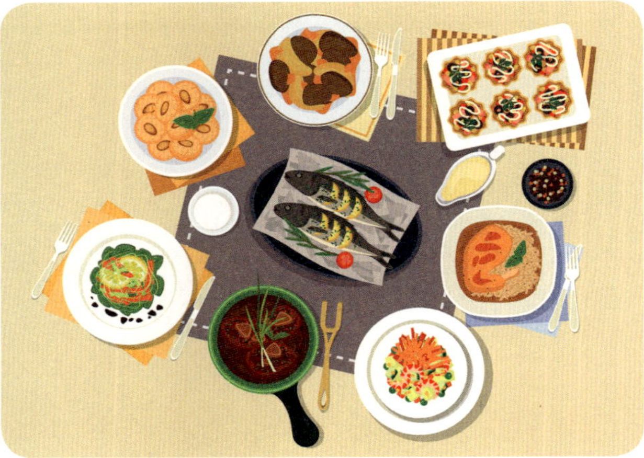

且量也逐渐增多。充足而合理的营养是保证胎儿健康成长的重要因素，也是积极开展胎教的基本条件。

此时期，不少孕妈妈依然会受到早孕反应的困扰，对饮食有抗拒感。如果孕妈妈胃口好转，可适当加重饭菜滋味，但仍需忌辛辣、过咸、过冷的食物，以清淡、营养的食物为主。孕妈妈一定要保证脂肪酸、维生素、钙、磷等营养素的摄入。其实，只要保证食物多样化，一般都可以满足机体的需要。奶类、豆类、海产品等含有丰富的钙和铁。肉类、动物血、海带、黑木耳、芝麻等含有丰富的铁和磷。怀孕早期要特别注意维生素 B_1、维生素 B_2、维生素 B_{12} 的补充。B 族维生素主要来源于谷类粮食，但加工过细的精米、精粉中 B 族维生素含量明显减少。因此，孕妈妈应多吃标准米和标准粉，在烹调加工中还要注意避免损失维生素，如做面食时尽量少加碱或不加碱，淘米时不要过分搓洗。

本月是胎宝宝大脑发育的关键时期，因此，孕妈妈要合理地摄入有利于胎宝宝大脑发育的食物，比如：

类别	名称
粮谷类	小米、玉米等
干果类	核桃、芝麻、花生、松仁、南瓜子、栗子等
蔬菜类	黄花菜、香菇等
水产品	深海鱼、海螺、牡蛎、虾、鱼子、海带、紫菜等
禽类	鸭、鹌鹑、鸡等

脂质　对大脑来说，脂质是第一重要成分，占脑细胞的60%，它是构成大脑细胞的建筑材料。这里的脂质是指结构脂肪，即多不饱和脂肪酸。

蛋白质　蛋白质虽不是大脑的主要建筑材料，仅占脑细胞的35%。但有了蛋白质，大脑才能充分发挥记忆、思考等能力。

葡萄糖　葡萄糖是提供脑细胞活力的能源。

维生素、钙、磷　维生素和钙、磷等在大脑中所占比例虽然不高，却是脑部发育的必需物质。这些营养素大部分是母体自身不能合成的，必须靠膳食供给。

所以，孕妈妈的营养对胎儿大脑结构健全与否、智力的优劣至关重要。

摄入足够的热量

孕妈妈在孕期的能量消耗要高于孕前，对热能的需求会随着妊娠月数的增加而增加。如果孕妈妈妊娠期热能供应不足，就会动用母体内贮存的糖原和脂肪，人就会因此消瘦、精神不振、皮肤干燥、抵抗力减弱等。所以，孕妈妈保证孕期热能供应极为重要。

葡萄糖在生物体内发生氧化反应会放出热能，是胎儿代谢必需的能量来源。由于胎儿消耗母体葡萄糖较多，当母体葡萄糖供应不足时，易引起酮血症，继而影响胎儿智力发育，也会使出生胎儿体重下降。因此，孕妈妈应摄入足够的热能，来源食物主要有各种粮谷类食品等。

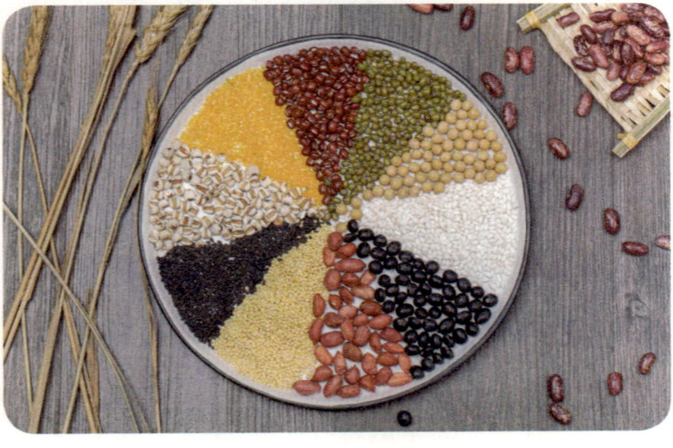

吃酸要讲究

从营养角度来看，一般怀孕 2~3 个月后，胎儿骨骼开始形成。构成骨骼的主要成分是钙，但是要想使游离钙形成钙盐在骨骼中沉积下来，必须有酸性物质参加。因此，吃酸性物质很有必要。

然而，孕妈妈吃酸应讲究科学。人工腌制的酸菜、醋制品虽然有一定的酸味，但其中的多种营养素几乎消失殆尽，而且腌菜中的致癌物质亚硝酸盐含量较高，过多食用显然对母体、胎儿健康无益。

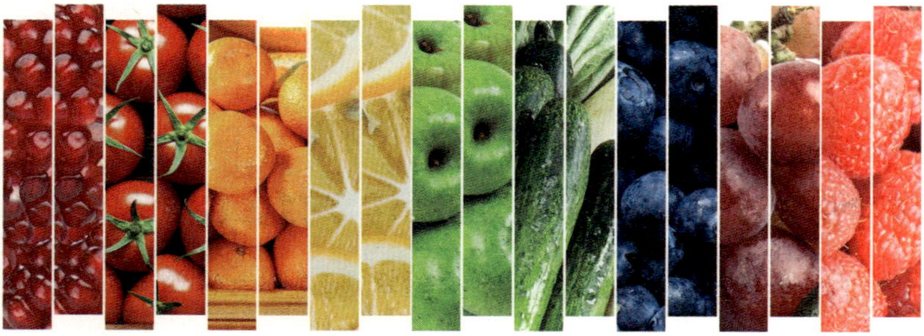

所以，喜吃酸食的孕妈妈最好选择既有酸味又营养丰富的蔬菜、水果，诸如番茄、樱桃、杨梅、石榴、橘子、酸枣、青苹果等。

不食用过敏食物

有过敏体质的孕妈妈若食用易过敏食物，不仅会导致胎儿患病，还会导致流产或胎儿畸形。这些易过敏食物经消化吸收后，可从胎盘进入胎儿血液循环中，妨碍胎儿的生长发育，或直接损害胎儿某些器官，如肺、支气管等。

预防妊娠纹，从现在开始

妊娠纹主要是在怀孕过程当中产生的皮肤纤维断裂现象，呈红色、白色或紫色条纹。主要位置在腹壁上，也会出现在大腿内外侧、臀部、胸部、后腰部、肩膀与手臂等处。

妊娠纹的形成与怀孕期间激素水平、个人的体质、遗传等因素有关。

妊娠纹一旦产生，要想完全消除比较困难，有效预防是关键。适当采取一些预防措施，可最大限度避免妊娠纹的产生。

科学均衡饮食　孕期应补充丰富的维生素及蛋白质，多吃水果、蔬菜及含丰富蛋白质的食物，有助于增加皮肤弹性，预防妊娠纹。

控制体重增长　适当控制体重，有助于防止因皮肤牵拉引起的皮下纤维断裂形成妊娠纹。

锻炼 适当进行腹部锻炼，增强皮肤的弹性。

注意肌肤保湿 特别是皮肤干燥和有瘙痒感的孕妇。在怀孕后 3 个月至产后的 3 个月里，使用含有维生素 E 的油脂或者橄榄油等按摩腹部，可令皮肤滋润保湿。

使用托腹带 多胞胎、胎儿过大、胎位为臀位等情况使用，可以承担腹部的重力负担，减缓皮肤过度的延展拉扯。

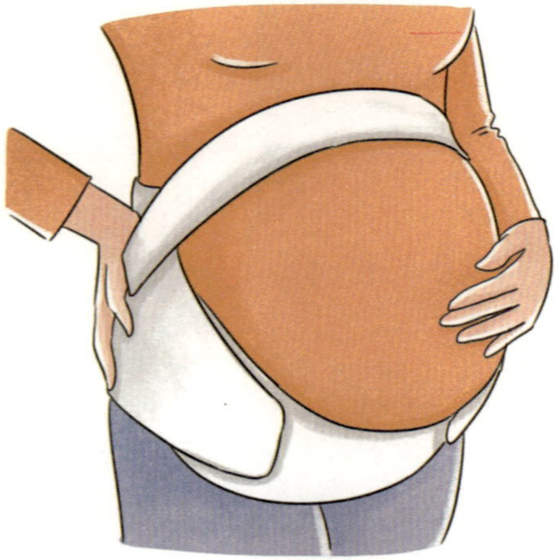

相关产品的使用 目前，市场上有许多预防和修复妊娠纹的产品，持续使用具有一定的缓解作用，但不可盲目轻信，同时要在专业人士的指导下，慎重选择无过敏，无刺激性，不含酒精、激素及铅、汞等重金属成分的正规产品。

了解职场孕妈相关法定权利

从怀孕开始，孕妈妈就要知晓国家关于孕产育的相关法律规定，身为职业女性，一旦怀孕，就应按规定享受相应的法定权利。

关于《劳动法》的有关规定

《劳动法》第 29 条规定，女职工在孕期、产期、哺乳期内的，用人单位不得解除劳动合同。另外，《劳动法》还规定，女职工在医疗期、孕期、产期和哺乳期内，劳动合同期限届满时，用人单位不得终止劳动合同，劳动合同的期限应自动延续至医疗期、孕期、产期和哺乳期满为止。

关于孕检假的规定

根据我国 2012 年颁布实施的《女职工劳动保护特别规定》，

怀孕女职工在劳动时间内进行产前检查，所需时间计入劳动时间。即在规定的范围内，孕妇去医院进行产检，算正常出勤对待，具体的规定如下：

- 怀孕第1~6个月，每月可享受1天假期，用于妊娠确认以及健康培训等。
- 怀孕第6~7个月，每月可享受1天假期。
- 怀孕第8个月，每月可享受2天假期。
- 怀孕9个月以上，每月可享受4天假期，但其中2天已包括在预产假中。

关于产假的规定

在《女职工劳动保护特别规定》中还规定了，女职工生育享有法定产假98天，另外国家最新产假规定同时也对各类产假的天数做出了明确的规定，从根本上保障了我国妇女的基本权利。我国各类产假具体天数规定如下：

- 女职工顺产产假为98天，其中产前15天，产后80天。
- 生育难产者产假在原基础上增加15天，也就是113天。
- 多胞胎生育者，每多生育1个婴儿，增加产假15天。
- 职场女性在休完法定产假后，若是工作许可，同样也可以向单位申请六个半月的哺乳假。

- 产假98天内包括期间的双休日和法定节假日。
- 女职工怀孕不满4个月流产时，给予15~30天的产假；怀孕满4个月以上流产时，给予42天产假，产假期间，工资照发。
- 女职工哺乳（含人工喂养）未满1周岁的婴儿期间，用人单位不得延长其劳动时间或者安排其夜班劳动。
- 用人单位应当在每日的劳动时间内，为哺乳期间女职工安排不少于1小时的时间作为哺乳时间；生育多胞胎的，每多哺乳1个婴儿，每日增加1小时的哺乳时间

关于孕妈妈产假工资的计算

对于孕妈妈来说，休产假期间的工资问题是最为关注的。我国法律法规规定，孕妇在休产假期间用人单位是不能降低其工资的，即使劳动合同期满，用人单位也不可以将其解雇。但是产假期间工资是如何发放的呢？

若是用人单位有为女职工买生育保险的，职场女性在产假期的工资将由生育保险机构按规定支付，生育津贴若是低于本人工资标准的，相差部分则由企业补上。

若是用人单位没有为女职工购买生育保险的，则由用人单位支付工资，这里的工资应为月标准工资。

PART 6

孕4月护理

预防妊娠贫血症

贫血是妊娠期常见的并发症，常被孕妈妈忽视。贫血是指人体血液中的红细胞数量或血色素的含量低于正常人水平，通常把孕妇外周血血红蛋白低于110g/L定义为妊娠期贫血，低于60g/L为重度贫血。

贫血在妊娠各期对孕妈妈及宫内宝宝均可造成一定危害，孕妈妈患严重贫血时可能造成宫内宝宝生长受限、胎儿窘迫、早产或胎死宫内等。造成孕妈妈贫血的原因可能不尽相同，有所谓的生理性贫血，是指妊娠期血容量增加，但血浆增加多于红细胞增加，血液呈稀释状态；也有缺铁性贫血，是因为合成血色素的原材料铁元素缺乏引起，是妊娠期各种类型贫血中最常见的；此外还有巨幼细胞性贫血、再生障碍性贫血和地中海贫血等类型，但相对少见。孕妈妈贫血时常有各种不同表现，如皮肤苍白发黄、头晕耳鸣、疲乏无力、胸闷气短、食纳无味、腹胀腹泻、恶心呕吐等。

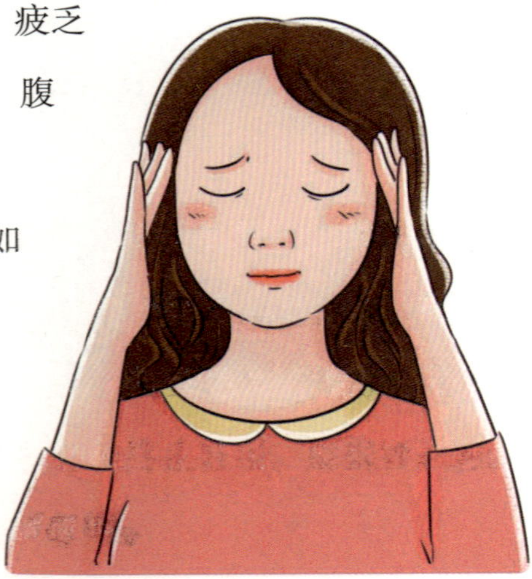

那么怀孕后，孕妈妈们如何来预防妊娠期贫血症呢？首先，所有孕妈妈在首次产前检查时（最好在妊娠 12 周以内）检查外周血血常规，及早发现有无贫血，且每 8~12 周重复检查血常规一次。由于铁的需要量增加，孕妈妈应改变偏食的不良习惯，注意补充一些富含铁、富含叶酸的食物，如猪肝、鸡血、红肉类、豆类、新鲜蔬菜水果等。如果检查发现血色素低于 100g，应在医生的帮助下查清楚贫血的类型及原因。若为缺铁性贫血，在食补的基础上，应在医生的指导下给予相应的铁剂药物治疗。

健康孕期动起来

生命在于运动，怀孕后应该继续保持运动，这本来是常识，但是在强大的传统“保胎”和“安胎”理论指导下，孕期坚持运动的人反而显得有些异类。孕妈妈的运动要有方法，也要讲科学。

孕期运动的好处

孕妈妈每天坚持适量的运动，可以收获诸多意想不到的好处，比如可以减少腰酸背痛、便秘和水肿；限制体重不合理的增长；预防和治疗妊娠期糖尿病；增强体力，增加肌肉的力量，利于自然分娩；改善情绪，帮助睡眠；保持身材等等。

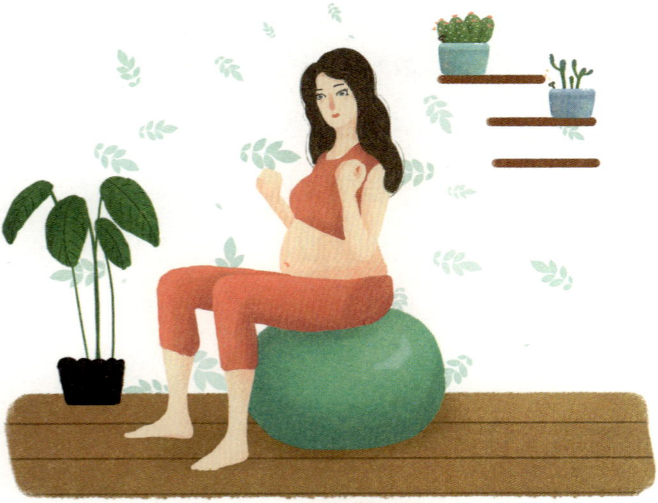

影响孕期运动的不利因素

怀孕后，受体内升高的雌激素和孕激素水平的影响，许多韧带逐渐松弛，使得孕妈妈的关节容易松动，除了会引起腰酸背痛关节痛以外，运动时关节损伤的风险也增加。特别是进入中晚孕期，增大的子宫相当于一个“违章建筑”，除了会对韧带、肌肉和关节产生额外的压力和牵拉以外，还会导致整个身体平衡的改变。这些改变使孕妈妈在运动时容易发生扭伤、拉伤甚至跌倒。

合理安排运动的时间和强度

对于孕妈妈来讲，最好能坚持每天运动30~60分钟。对于之前没有运动习惯的人来讲，刚开始的时候可以隔天运动30分钟，让自己的身体慢慢适应，然后逐渐延长运动时间和增加运动量。具体来说，可以先从散步开始，然后根据自身的情况逐步过渡到快步走以及其他的运动方式。有效运动的标准是心跳要有明显加快的感觉，要有出汗的感觉。当然要以安全为前提，运动不要让自己不适，不要引起明显的宫缩，一般的生理性宫缩不要紧。

选择孕期安全的运动方式

散步　散步是最安全的孕期运动方式之一。坚持每天早晨散步，可呼吸到新鲜空气、改善机体的精神状态和肺部换气功能，促进人体新陈代谢，提高机体免疫力，有利于优生；傍晚散步还可以消除白天工作的疲劳，促进消化，有助于晚上睡眠的同时还有利于保持体重。需要注意的是，散步时不宜走得太急，应根据自己的身体状况和平时的锻炼习惯，快慢适中，避免摔倒，如果走得快了或者是久了，引起生理性的子宫收缩，可以稍事休息以后再散步。可以一会快一会慢，快慢结合。另外，避免有雾、下雨、刮风天气外出散步。

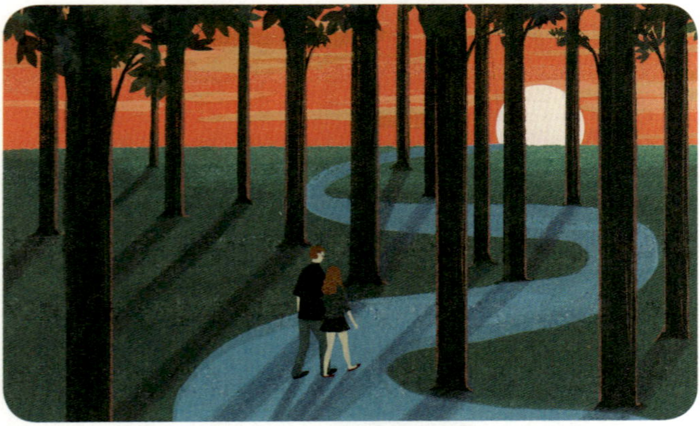

游泳　游泳是一种很好的孕期运动方式，可以协调锻炼身体各个部位的肌群，特别是锻炼自身腹部、腰部、腿部等部位力量。如果是孕前就喜欢游泳的孕妈妈，怀孕后请继续坚持。对于有水中分娩想法的孕妈妈，更是要坚持孕期游泳。孕期游泳需要注意以下事项：

- 必须选择卫生达标的游泳馆
- 选择人相对较少时去游泳，避免互相撞击
- 最好有丈夫的陪同，以免游泳时出现意外

动作要柔和，避免激烈运动，选择相对简单的蛙泳和仰泳
选择附近有医院的游泳馆，以便有意外时能及时就医

骑车　骑车是一种很好的有氧运动，可以锻炼和加强下肢力量、增加肺活量、促进新陈代谢和改善全身血液循环。如果孕妈妈觉得在外面骑自行车掌握不好平衡，可以在健身房的室内骑行器上运动。运动前应适当补充一些水分，活动好四肢关节，骑行速度适中，不可过于激烈，持续时间 20 分钟左右。

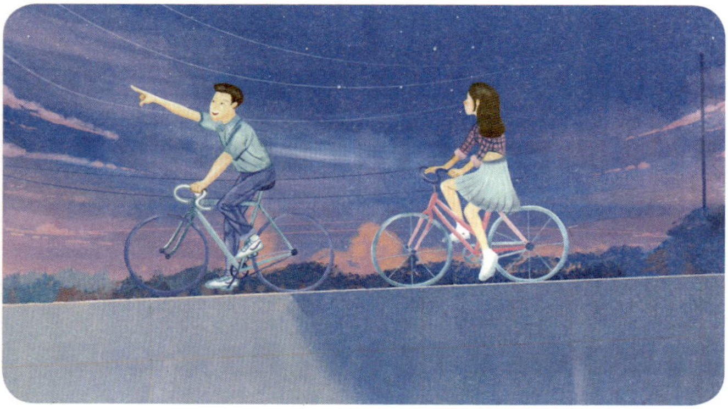

有氧操　有氧操也是一种适合孕妈妈的运动方式，对于心肺功能的锻炼很有帮助，如果有教练的指导，运动效果会更好。

瑜伽　孕妈妈练习瑜伽可以增强体力和肌肉张力，增强身体的平衡力，改善全身肌肉组织的柔韧性和灵活度，不同程度地促进血液循环，还可以舒缓怀孕的紧张情绪与压力。适合孕妈妈做的瑜伽是金刚坐式。

具体步骤：孕妈妈双脚交叉盘坐，脊柱挺直收腹，双手手掌打开向下放在双膝上，肩、肘放松，闭上眼睛，排除各种思绪杂念，均匀呼吸。

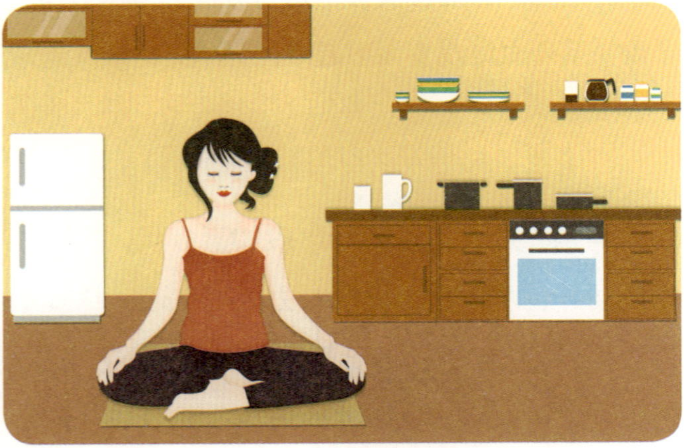

注意事项：在做瑜伽活动中，孕妈妈精神要集中，全身放松，动作轻柔，配合均匀呼吸，通过运动逐步感到全身放松和平静。另外，孕妈妈还要根据自己的身体情况决定运动时间，以舒服为主，务必确保不要时间过长，以免对身体造成伤害。

哪些运动在孕期应该避免

一般的原则是，要避免容易导致跌倒的运动和需要身体接触的竞争性团队运动，例如：体操、滑冰、骑马、滑雪、曲棍球、篮球、足球等。

不少孕妈妈依然会在孕期安排度假，在海滨度假时，能否潜水？从医学的角度来讲，不建议孕妇潜水，特别是深度潜水。因为怀孕以后孕妇本身的血流会出现再分配，潜水时压力的突然改变会导致一系列血流改变而引起减压症状，对胎儿造成危害。

出现哪些症状需要停止运动

少数孕妈妈在适量运动时会出现如下症状，一旦发生，应立即停止运动并暂时休息，必要时去医院就诊：

阴道流血、眩晕或是觉得要昏过去、呼吸短促、胸痛、头痛、肌肉无力、小腿疼痛或肿胀、子宫收缩、胎动明显减少、阴道流液。

唐氏筛查不可少

唐氏综合征又称 21 三体综合征。正常人有 23 对（46 条）染色体，21 三体综合征是由于 21 号染色体增多而导致的疾病，

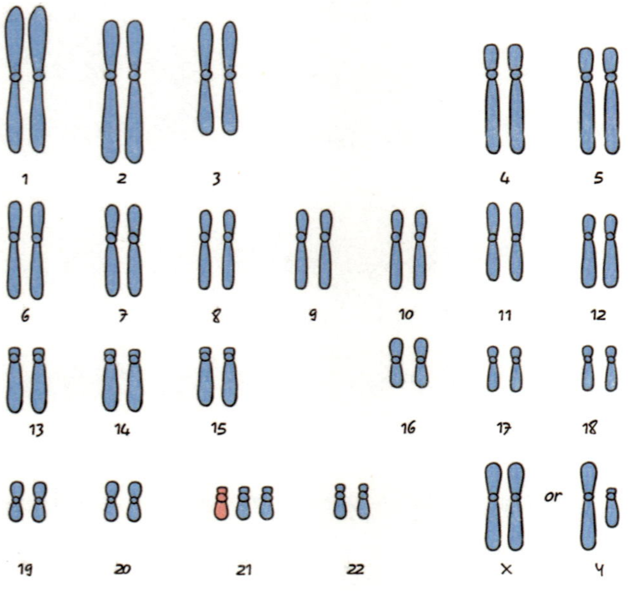

主要是由于母亲卵子21号染色体不分离造成，和遗传无关。唐氏综合征的主要表现是轻到中度的智力低下，特殊面容（如眼距宽，鼻根低平，眼裂小，眼外侧上斜，外耳小，舌胖，流涎多，身材矮小，头围小，头前、后径短，枕部平呈扁头，颈短，皮肤宽松），精神体格发育迟滞，并可伴有其他严重的多发畸形和疾病（如先天性心脏病、消化道畸形、先天性甲状腺功能减低、白血病等）。

唐氏儿发生风险与母亲年龄密切相关，母亲年龄越大，胎儿患病的概率越大。但是小于35岁的正常生育妇女也有孕育"唐宝宝"的概率，任何导致21号染色体不分离的原因都会导致"唐宝宝"妊娠的发生，无论是遗传因素还是环境因素。但有以下高危因素者，发生率相对更高：孕妇年龄>35岁、孕前发热、夫妻双方备孕期间有病毒感染或既往已生育过一个唐氏儿等。唐氏儿的出生，无论给患儿、家庭还是社会，都带来了不同程度的经济负担和精神压力。因此，做好孕前保健和孕期产检对于及时发现唐氏儿和终止唐氏儿的出生有很大的现实意义。

那么，孕妈妈如何避免唐氏儿出生呢？这就要做"唐氏筛查"了。产前筛查是防止大多数先天缺陷儿出生的一种有效手段，目前我国已普遍开展了发病率相对较高的四种先天缺陷筛查，包括唐氏综合征、18 三体综合征、13 三体综合征和开放型神经管缺陷。唐氏筛查就是在早中孕期抽取母亲的外周血，测定相应的生化标志物，综合孕周、孕妇年龄、体重等信息，经过专业的筛查软件，计算出胎儿有无染色体异常的风险。筛查只是一种风险预测，筛查结果有高风险、临界风险和低风险三种。低风险一般不需要进行羊水穿刺，但是低风险并不是没有风险，只是说胎儿有染色体异常的风险小于普通人群。高风险也不是说胎儿一定就是唐氏儿，也只是说胎儿是唐氏儿的风险高于普通人群，但需要做进一步的产前诊断排除。唐氏筛查是筛查，不是确诊，确诊需要做羊水穿刺检测胎儿细胞染色体核型。羊水穿刺有流产的风险。无创产前筛查（常说的无创 DNA，缩写为 NIPT）是通过采集孕妇外周血（5ml 以上），提取游离 DNA，采用新一代高通量测序结合生物信息分析，得出胎儿患染色体非整倍体疾病的风险率。无创产前筛查接近羊水穿刺，但不能取代羊水穿刺，可认为是高级唐氏筛查。无创高风险仍建议进行羊水穿刺。羊水穿刺是产前诊断的金标准。

唐氏筛查对孕周有严格要求：早期唐筛 11~13 周 6 天，中期唐筛 14~20 周；需要提醒各位孕妈妈的是，唐氏综合征、18 三体综合征、13 三体综合征和开放型神经管缺陷绝大多数不是遗传获得的，而是受环境因素影响随机发生的，所以仅根据家族史、妊娠史难以排除发生的可能性。因此，所有孕妈妈都应该去做唐氏筛查。下图为唐氏筛查报告单。

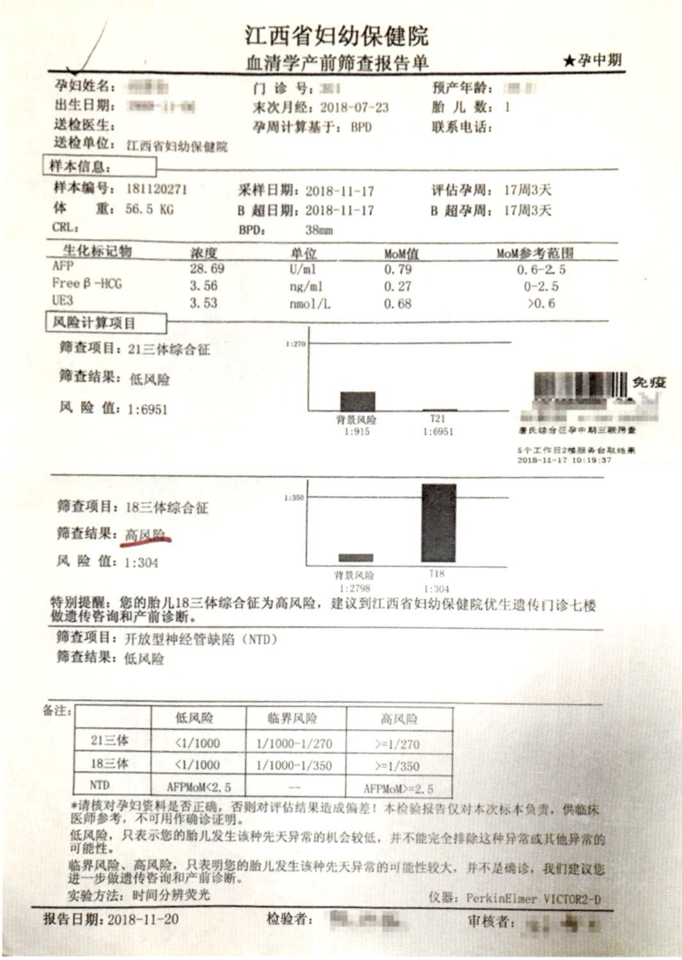

江西省妇幼保健院

血清学产前筛查报告单　★孕中期

孕妇姓名：[illegible]	门 诊 号：[illegible]	预产年龄：[illegible]
出生日期：[illegible]	末次月经：2018-07-23	胎 儿 数：1
送检医生：	孕周计算基于：BPD	联系电话：
送检单位：江西省妇幼保健院		

样本信息：

样本编号：181120271	采样日期：2018-11-17	评估孕周：17周3天
体　重：56.5 KG	B 超日期：2018-11-17	B 超孕周：17周3天
CRL：	BPD：　38mm	

生化标记物	浓度	单位	MoM值	MoM参考范围
AFP	28.69	U/ml	0.79	0.6-2.5
Free β-HCG	3.56	ng/ml	0.27	0-2.5
UE3	3.53	nmol/L	0.68	>0.6

风险计算项目

筛查项目：21三体综合征

筛查结果：低风险

风 险 值：1:6951

筛查项目：18三体综合征

筛查结果：高风险

风 险 值：1:304

特别提醒：您的胎儿18三体综合征为高风险，建议到江西省妇幼保健院优生遗传门诊七楼做遗传咨询和产前诊断。

筛查项目：开放型神经管缺陷（NTD）

筛查结果：低风险

备注：

	低风险	临界风险	高风险
21三体	<1/1000	1/1000-1/270	>=1/270
18三体	<1/1000	1/1000-1/350	>=1/350
NTD	AFPMoM<2.5	--	AFPMoM>=2.5

*请核对孕妇资料是否正确，否则对评估结果造成偏差！本检验报告仅对本次标本负责，供临床医师参考，不可用作确诊证明。

低风险，只表示您的胎儿发生该种先天异常的机会较低，并不能完全排除这种异常或其他异常的可能性。

临界风险、高风险，只表明您的胎儿发生该种先天异常的可能性较大，并不是确诊，我们建议您进一步做遗传咨询和产前诊断。

实验方法：时间分辨荧光　　仪器：PerkinElmer VICTOR2-D

报告日期：2018-11-20　　检验者：[illegible]　　审核者：[illegible]

PART 7

孕5月护理

预防妊娠期糖尿病

妊娠期糖尿病（GDM）是指妊娠期间发生的或首次发现的糖尿病。孕妇中的糖尿病大约90%为妊娠期糖尿病，是糖尿病的一种特殊类型，也是2型糖尿病的一种后备状态，在我国发生概率为1%~5%，近年来有明显升高趋势。妊娠期糖尿病多发生于妊娠中晚期，且多见于肥胖和高龄产妇。虽大多数妊娠期糖尿病孕妈妈糖代谢于产后能恢复正常，但将来患II型糖尿病概率会增加，且其发生早产、低体重儿、难产、巨大儿、先天畸形儿等的概率明显高于普通孕妇；临床上常由于巨大胎儿难产而致新生儿头颅血肿、臂丛神经损伤、锁骨骨折等。因此，妊娠期糖尿病必须引起孕妈妈重视，发现妊娠期糖尿病的方法是糖尿病筛查。

于妊娠24~28周及以后，进行75g口服葡萄糖耐量试验

（OGTT），以诊断是否患有妊娠期糖尿病。

OGTT 方法 OGTT 前一日禁食至少 8 小时至次日清晨（最迟不超过上午 9 时），先抽一次静脉血测空腹血糖，然后 5 分钟内将葡萄糖液喝完(含 75g 葡萄糖粉 +300ml 冷开水摇匀)，于服糖后 1 小时、2 小时各抽一次静脉血测血糖。

OGTT 诊断标准 空腹≥ 5.1mmol/L，1 小时≥ 10.0mmol/L，2 小时≥ 8.5mmol/L，任何一点血糖值达到或超过上述标准即诊断为妊娠期糖尿病。以下为妊娠期糖尿病检验报告单。

海南现代妇女儿童医院检验报告单

葡萄糖测定Glu(空腹)

姓名：[redacted]　性别：[redacted]　出生日期：[redacted]　科别：VIP国际门诊

病历号：[redacted]　医生：[redacted]　诊断：宫内孕19周+5天　实验号：[redacted]

收样时间：2018-10-07 08:41　报告时间：2018-10-07 09:09　标本：血清　标本情况：

项目名称	结果	备注	单位	参考范围
孕-OGTT(空腹)(GLU)	5.30	↑	mmol/L	<5.1

评　语：

检验设备：生化仪　操作人：[redacted]　审核人：[redacted]　打印时间：2018-10-07 11:59　打印人：

检验科电话：[redacted]　第1页 共1页　备注：本测试结果仅对本标本负责

海南现代妇女儿童医院检验报告单

葡萄糖测定(Glu1小时)

姓名：[redacted]　性别[redacted]　出生日期：[redacted]　科别：VIP国际门诊

病历号：[redacted]　医生：[redacted]　诊断：宫内孕19周+5天　实验号：[redacted]

收样时间：2018-10-07 09:56　报告时间：2018-10-07 10:37　标本：血清　标本情况：

项目名称	结果	备注	单位	参考范围
孕-OGTT(1小时)(GLU)	10.53	↑	mmol/L	<10

评　语：

检验设备：生化仪　操作人：[redacted]　审核人：[redacted]　打印时间：2018-10-07 12 00　打印人：

检验科电话：[redacted]　第1页　共1页　备注：本测试结果仅对本标本负责

海南现代妇女儿童医院检验报告单

葡萄糖测定(Glu2小时)

姓名：[redacted]　性别[redacted]　出生日期：[redacted]　科别：VIP国际门诊

病历号：[redacted]　医生：[redacted]　诊断：宫内孕19周+5天　实验号：[redacted]

收样时间：2018-10-07 10:54　报告时间：2018-10-07 11:18　标本：血清　标本情况：

项目名称	结果	备注	单位	参考范围
孕-OGTT(2小时))(GLU)	10.43	↑	mmol/L	<8.5

评　语：

检验设备：生化仪　操作人：[redacted]　审核人：[redacted]　打印时间：2018-10-07 12:00　打印人：

检验科电话：[redacted]　第1页　共1页　备注：本测试结果仅对本标本负责

妊娠期糖尿病与日常饮食、起居关系密切。那么孕妈妈该如何预防妊娠期糖尿病呢？

第一，关注体重增长，每日固定时间测量体重。孕期体重增长过多或过少，均会增加患妊娠期糖尿病的风险。正常情况下，整个孕期体重增长 10~12kg，妊娠晚期每周体重增加不超过 0.5kg。如果怀孕期间体重增加过快，特别是妊娠晚期每周体重增加超过 0.5kg，腹围增长过快，下肢浮肿明显，则应引起重视，及时到医院就诊。

第二，健康均衡饮食。在妊娠期间，应维持健康而均衡的饮食，尽量做到低脂肪、低热量、高纤维素、高蛋白饮食，以保证孕妇及胎儿的需要。

第三，孕期适量运动。孕期做一些简单、安全的运动可以促进血液循环，消耗多余能量，帮助预防妊娠期糖尿病。孕期运动的方式多种多样，可选择散步、瑜伽、游泳等。

第四，保证充足睡眠。孕妈妈应做到早睡早起，形成规律的作息时间，每天睡眠时间不少于 8 小时。良好的睡眠环境也会帮助我们提高睡眠质量，从而达到降低压力，预防妊娠期糖尿病的目的。

第五，缓解心理压力。孕妇心理压力过大可造成体内激素水平改变，增加妊娠期糖尿病的发病风险。准爸爸们应主动关注妻子的心理变化，在她担心时安慰她、陪伴她、为她解闷。此外，孕妈妈们还可以通过唱歌、写日记等方法来宣泄情感。又或者向朋友、亲人或其他孕妇交流倾诉，也可以选择专业机构和专家面对面咨询。

预防妊娠期高血压疾病

妊娠期高血压疾病是妊娠与高血压并存的一组疾病，发生率为 5%~12%，包括妊娠期高血压、子痫前期、子痫以及慢性高血压并发子痫前期和妊娠合并慢性高血压，严重影响母婴健康，是孕产妇和围产儿死亡的主要原因。

妊娠期高血压疾病对母儿危害这么大，哪些孕妈妈易患此病呢？

哪些人怀孕后容易得高血压？

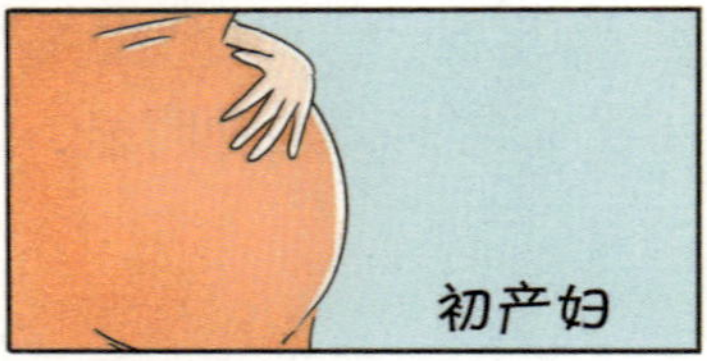

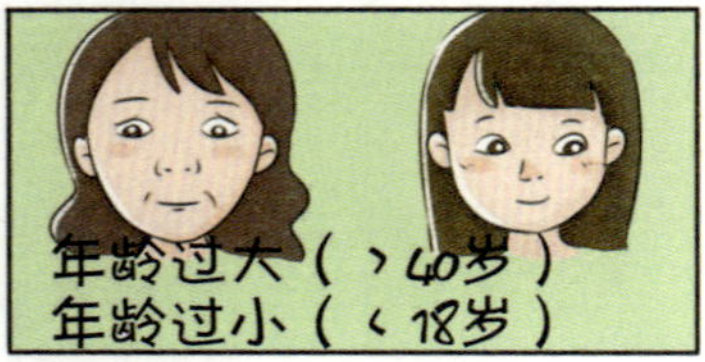

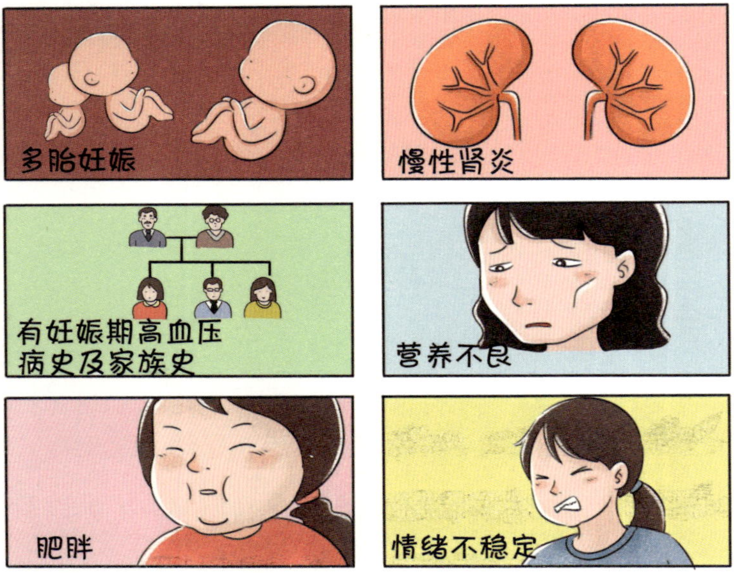

以上这些都属于妊娠期
高血压疾病的高危人群！

妊娠期高血压疾病患者又有哪些临床表现呢?

轻者可无症状或轻度头晕，血压轻度升高，伴水肿或轻度蛋白尿；重者头晕头痛、眼花、视物模糊、恶心、呕吐，持续性右上腹痛等，血压升高明显，蛋白尿增多，水肿明显，甚至昏迷、抽搐。

我们一起再来看看高血压会对母儿产生哪些危害吧。

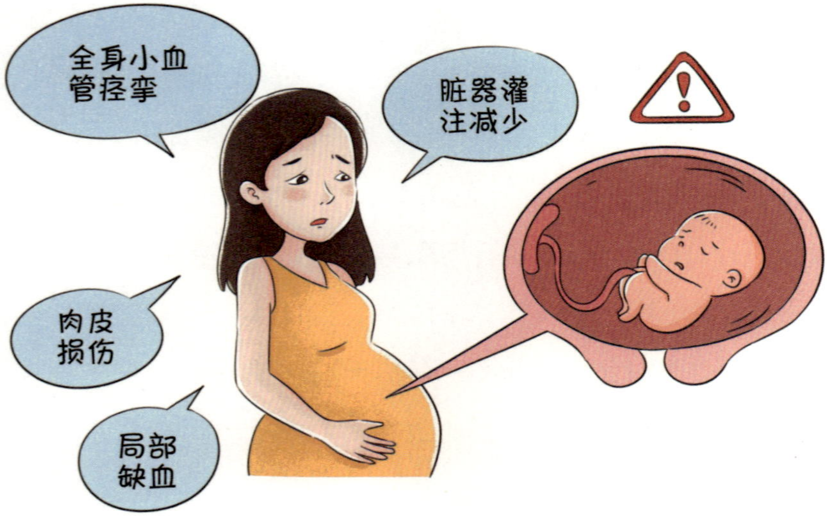

孕妈妈该如何预防妊娠期高血压呢？目前医学研究认为，对低危人群目前尚无有效的预防方法，对预测发现的高危人群，可能有效的预防措施有：

规律进行产前检查，做好孕期保健工作　妊娠早期应测量 1 次血压，作为孕期的基础血压，以后定期检查，尤其是在妊娠 36 周以后，应每周观察血压及体重的变化、有无蛋白尿、头晕等自觉症状。做到尽早发现、及时干预。

注意休息和营养　休息和营养对于任何孕妇来说都是十分必要的，而对于妊娠高血压的孕妇来说则更为重要。有研究显示，发生妊高征的孕妇，经过充足的睡眠和休息后，有 80% 以上的患者病情明显减轻或症状完全消失。所以孕妈妈必须保证充足的睡眠，每天睡眠时间不少于 8 小时。在家营造安静舒适的环境、减少光线的刺激、保证空气流通等措施，有利于保证睡眠的质量。若发生睡眠障碍，必要时可在医生指导下使用安眠药地西泮帮助睡眠。孕妇日常饮食要科学、营养，保证摄入足够的蛋白质和热量，多摄入含铁、钙、锌、硒丰富的食物，脂肪含量高的食物宜少吃。不建议严格限制食盐的摄入，一般一天 6g 左右即可，也不能过少，也不推荐肥胖孕妇限制热量的摄入。

适度锻炼 妊娠期合理安排适量体育运动，有利于改善全身血液循环，增进食欲，改善睡眠，放松身体，同时消耗体内部分多余热量，保持妊娠期身体健康，从而降低妊娠期高血压疾病的发生率。

保持乐观情绪 情绪不良容易引起许多问题，也是妊高征发生的诱因之一。焦虑、抑郁的情绪可能导致胃口不佳、消化不良，而导致营养不良则可能导致失眠，休息不好，不利于胎儿发育。家人要注意关注孕妇的情绪，予以足够的关心和陪伴，及时帮助孕妇疏导情绪。

补钙 对于低钙摄入（摄入量小于 600mg/d）的孕妇，建议在医生指导下补钙，每日口服钙剂 1.5~2g，可预防部分孕妇妊娠期高血压的发生。

如何预防过度肥胖

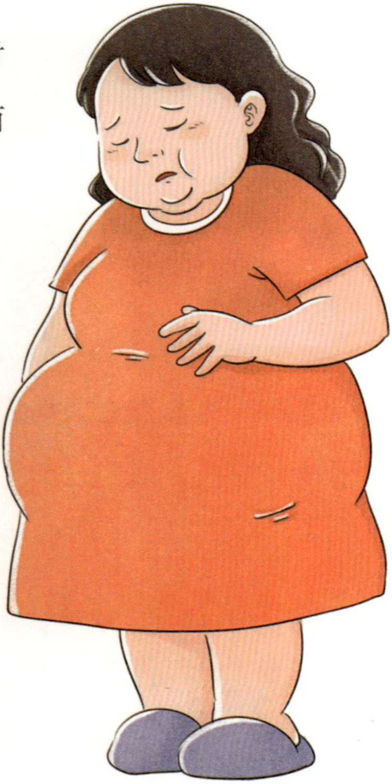

妊娠性肥胖泛指女性在妊娠时体重增长超过了正常的增重范围而引起的肥胖。

中国孕妇标准体重计算方法：体重（kg）= 身高（cm）–105，在这个基础上可上下浮动 10% 均为正常体重。如果孕妇体重低于标准体重超过 10%，孕期增加 14~15kg 为正常；孕期体重超过标准体重 20% 的，增加 7~8kg 为正常。

孕妈妈过度肥胖对母儿的不利影响

对胎儿的主要影响 巨大胎儿、胎儿流产、产程延长、新生儿窒息及脑缺氧、肩难产、新生儿及成人肥胖症等。

对孕妇的主要影响 妊娠期糖尿病、妊娠期高血压、心脏病、脂肪肝、压力性尿失禁、过期妊娠及宫缩乏力，增加难产率、剖宫率及手术难度等，产后肥胖以及带来的心理压力和精神负担。

为了避免孕期过度肥胖症，孕妈妈们可以这么做

遵循孕妇肥胖的饮食原则 合理进食、均衡营养。

把蔬菜当作水果吃 水果中含有大量的糖分，容易发胖，并可能引发妊娠期糖尿病症。因此，建议把一些口感好的蔬菜当作水果来吃，或者与水果混合在一起食用。

采用煎烤、清炖的肉类烹饪方法 烹饪肉类时，如果采用红烧的办法，很容易摄取过多营养，可以多用煎烤、清炖的办法来烹饪红肉类，比如用橄榄油与香草海盐烤羊排、清炖牛肉等。

主动调整主食的结构　多用豆类、玉米、甘薯等充当主食，少吃一些精米白面，并适当在主食中增加豆类和杂粮，比如杂粮饭。

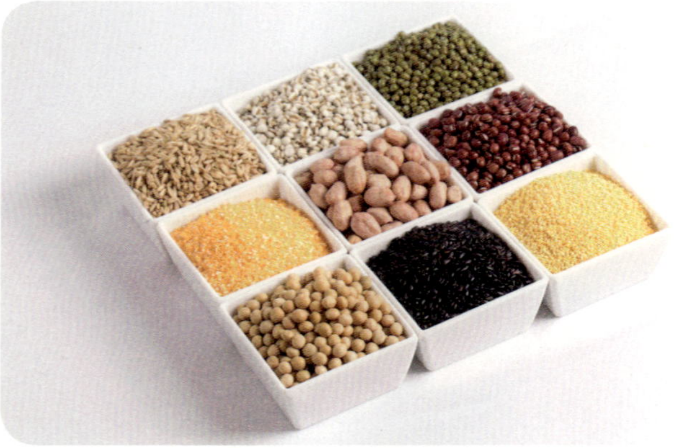

自制调料　有些妈妈为了使食物更加好吃而添加一些调料，殊不知这些调料也非常容易使人发胖。所以，不妨试试自制沙拉汁等。

将晚餐时间提前，并坚持饭后散步　怀孕期间养成少食多餐的习惯，也是对控制体重非常有益的。吃完晚餐后稍微休息下，外出散步 30~45 分钟，对于母婴来说都是有益的。一方面，这样可以消耗一定热量；另一方面，适量运动还可以帮助自然分娩。

每天坚持称量体重 孕期可以买一个电子秤，每天准确地称重，也可以有效地控制体重。

建立一个饮食日记 孕妇可以参考医生或营养师的建议，结合自己建立的饮食日记，记录好改善自己食物的摄取量等。

PART 8

孕6月护理

应对腿部抽筋有妙招

孕妇腿抽筋是指孕妇在妊娠期间常常出现小腿抽筋，医学上称之为腓肠肌痉挛。大部分孕妈妈在孕期都可能会碰到此问题，尤其在半夜发生的概率较

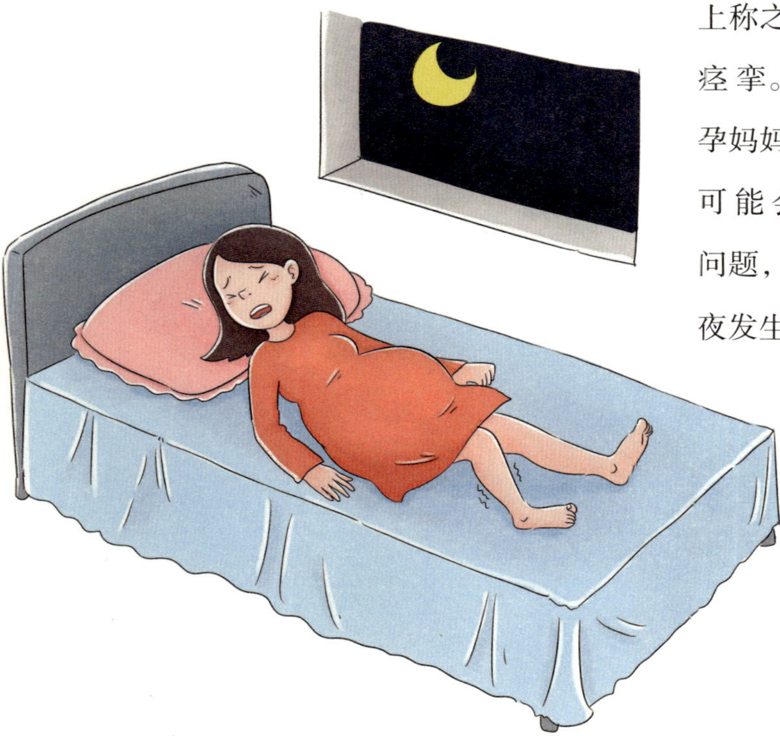

大。此种情况发生的原因可能与以下一些因素有关：胎宝宝在妈妈体内快速生长，孕妈妈体内的钙、磷、镁电解质不平衡（缺钙），从而导致抽筋；也可能是不断增大的子宫压迫血管，下肢肌肉组织缺血缺氧而诱发抽筋；孕期体重增加，双腿负荷加重，较长时间的行走或站立，局部酸性代谢产物堆积也可诱发抽筋；此外，冬季睡眠时腿脚外露受寒气刺激也可诱发抽筋。那么，孕妈妈们该如何来预防和处理腿抽筋现象呢？

检查　孕中期产检时常规做一次骨密度或钙、磷、镁电解质检查，了解体内钙质含量。

补钙　缺钙是导致孕妈妈们腿抽筋的常见原因，进入孕中期后，随着胎宝宝迅速生长，孕妈妈对钙质的需求量也不断增加，每天需要1000~1500mg的钙。这时孕妈们应该多吃一些含钙高的食物，如乳制品、豆制品、虾皮、紫菜、海带或海白菜等。钙的来源除了从食物中获取，

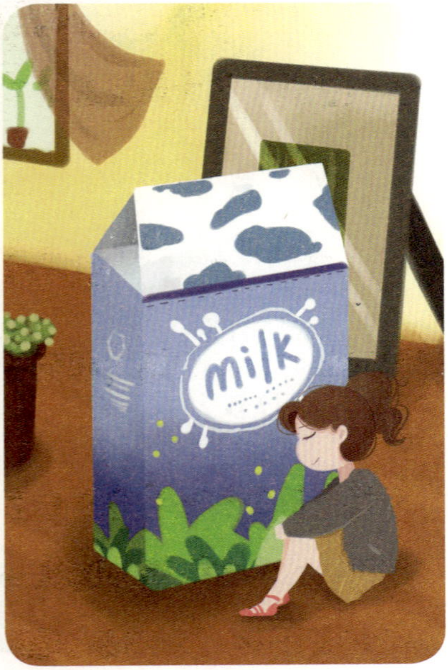

还需额外补充 600mg 左右。这时孕妈妈必须在医生的指导下服用钙剂。

运动　孕妈妈还应该适当安排户外活动，锻炼下肢肌肉，多晒太阳。这样有利于身体摄取充足的维生素 D，增强机体对钙的吸收功能，又有利于宝宝骨骼和牙齿的健康发育。

按摩　腿抽筋了首先应该按摩抽筋的部位，然后伸直舒展抽筋部位的肌肉，小心避免拉伤，然后用热毛巾敷在抽筋的地方，缓解疼痛。

泡脚　怀孕 5 个月以后会有小腿酸痛紧绷的感觉，晚上容易发生抽筋，影响睡眠。睡觉前可以用热水泡一泡脚缓解疲劳，睡觉的时候尽量采用左侧卧位，伸懒腰的时候，腿不要伸得太直。

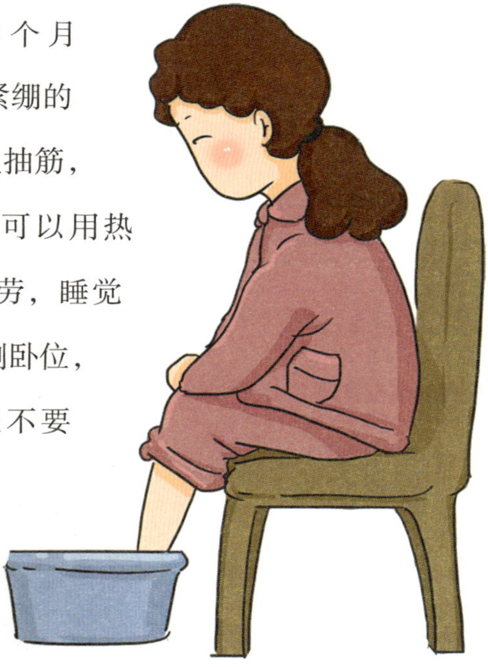

保证血流畅通　不要穿过高或者过紧过硬的鞋子，应该选择平底松软的鞋子。晚上睡觉的时候在膝盖下垫个枕头，或者将小腿轻微抬高。上班的孕妇可以在脚下垫一个箱子，或者小板凳，避免长时间站立。

避免受凉　孕妈妈应注意保暖，睡觉时盖的被子太薄或者脚露到被子外面，小腿肌肉就会很容易受凉，腿部肌肉也容易出现痉挛抽筋。

避免高糖，清淡饮食

怀孕 6 个月，胎儿身长可达 30cm，体重约 630g，全身器官都已经发育，开始在长皮下脂肪了。看着日渐增大的肚子，孕妈妈们是不是已经感觉等了很久，迫不及待地渴望小宝宝再快些长大呢！

为了更好地促进宝宝健康发育，孕妈妈的饮食有怎样的讲究呢？

孕中期的孕妈妈的体重每周约增加 350g 为宜，一般不应超过 500g。虽然此时的胎儿生长发育在逐渐加速，孕妈妈的生殖器官也在发生着相应的变化，对营养的需求有所增加，但这时的孕妈妈要注意，不能暴饮暴食。饮食应为多样化组成的营养均衡膳食，尽量少吃高糖、高脂肪等热量高但是营养低的食物，如可乐等饮料。不用担心吃的不够多，宝宝营养会跟不上。均衡的膳食可避免孕妈妈自身体重增加过快、胎儿过大，还可能影响将来婴儿自身辅食和膳食结构的建立。下图便是中国营养学会公布的孕期妇女膳食建议。

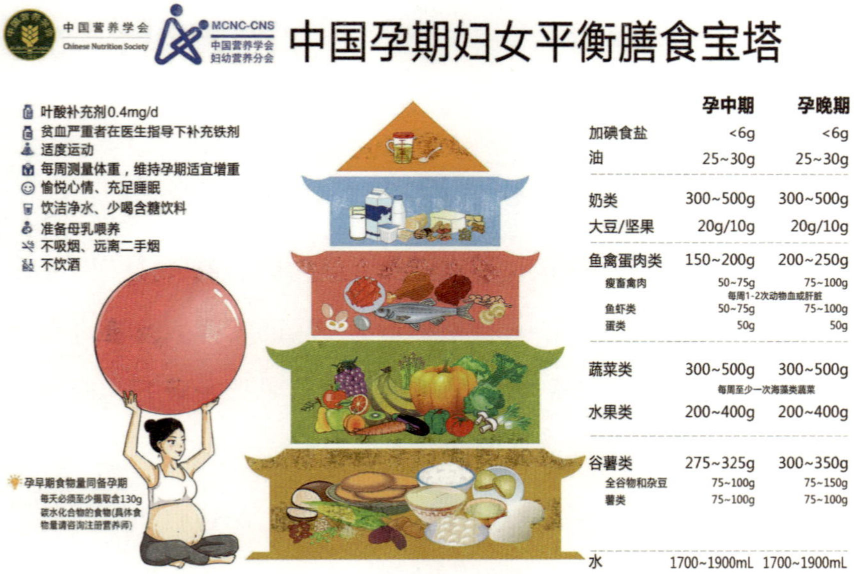
中国营养学会
Chinese Nutrition Society
MCNC-CNS
中国营养学会
妇幼营养分会
中国孕期妇女平衡膳食宝塔
叶酸补充剂0.4mg/d
贫血严重者在医生指导下补充铁剂
适度运动
每周测量体重，维持孕期适宜增重
愉悦心情、充足睡眠
饮洁净水、少喝含糖饮料
准备母乳喂养
不吸烟、远离二手烟
不饮酒
孕早期食物量同备孕期
每天必须至少摄取含130g
碳水化合物的食物(具体食
物量请咨询注册营养师)
孕中期 孕晚期
加碘食盐 <6g <6g
油 25~30g 25~30g
奶类 300~500g 300~500g
大豆/坚果 20g/10g 20g/10g
鱼禽蛋肉类 150~200g 200~250g
瘦畜禽肉 50~75g 75~100g
每周1-2次动物血或肝脏
鱼虾类 50~75g 75~100g
蛋类 50g 50g
蔬菜类 300~500g 300~500g
每周至少一次海藻类蔬菜
水果类 200~400g 200~400g
谷薯类 275~325g 300~350g
全谷物和杂豆 75~100g 75~150g
薯类 75~100g 75~100g
水 1700~1900mL 1700~1900mL

孕妈妈们此时期应适量增加奶、鱼、禽、蛋、瘦肉的摄入；常吃含铁丰富的食物，每天增加 20~50g 红肉，如牛肉、猪瘦肉等，每周吃 1~2 次动物内脏或血液。坚持选用加碘盐，常吃含碘丰富的海产食物，如海带、紫菜、裙带菜、贝类、海鱼等。多吃含维生素丰富的新鲜蔬菜、瓜果类，饮食宜清淡，禁烟酒。同时，应进行适量身体活动，维持孕期适宜增重。

适当多吃乳制品

“生命最初的 1000 天”是改善营养的机遇窗口，孕妇的营养、健康状况将直接影响胎儿及儿童今后的发育。大量研究表明，妊娠期营养作为最重要的环境因素，对母子双方的近远期健康都将产生至关重要的影响。

众所周知，乳制品是蛋白质、维生素、矿物质和钙的良好来源，对人体健康非常有益。对宝宝来说，也是生长发育的必需食粮，可以促进宝宝的骨骼、牙齿、肌肉、心脏以及神经系统的发育。

从孕中期（孕 12~28 周）开始，随着胎儿生长速度的加快，孕妈妈们应该在孕前膳食的基础上增加乳制品 200g/d，以满足对优质蛋白、维生素 A、钙等营养素和能量增加的需要。根据《孕期妇女膳食指南（2016）》的推荐，孕妈妈们孕中晚期乳制品总摄入量应达到 300~500g/d。

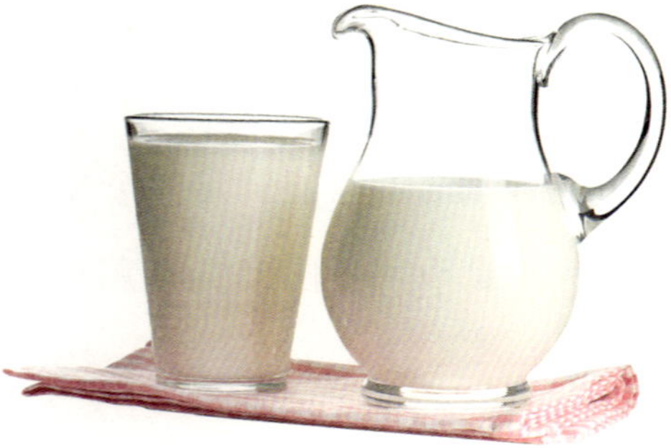

那么怀孕6个月的你，应该怎样喝乳制品，喝多少乳制品呢？乳制品是钙最好的食物来源，建议孕妈妈们每天摄入各种乳制品 500g。乳制品包括了液态乳、乳粉、炼乳、乳酪、乳脂肪等，可分别在正餐或加餐时食用。如果你在孕期体重增长较快，建议可选用低脂或脱脂乳制品，以减少能量的摄入。另外，还需要特别提醒各位孕妈妈的是，要注意区分乳饮料和乳类食品，含乳饮料指的是以鲜乳或乳制品为原料，经发酵或未经发酵加工制成的制品，例如：优酸乳、益生菌、乳酸菌饮品等。而乳类食品则是指以乳或乳制品为主要原料，经混合调制和特定的工艺处理加工而成的一种或一类动物性食品，例如：奶粉、奶酪、奶油等。乳饮料是不能代替乳类食品的。

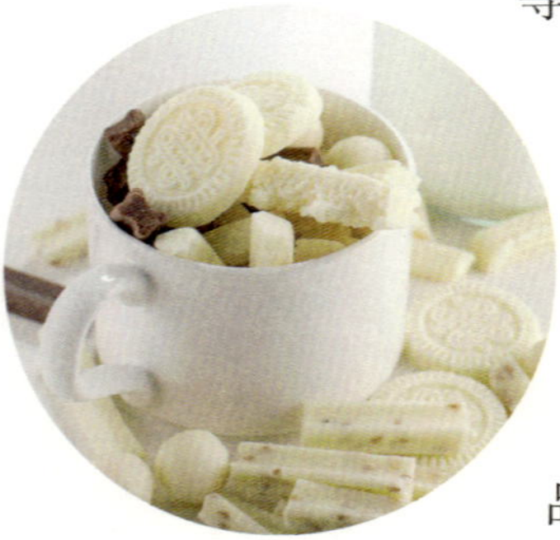

妊娠中期，胎儿发育需要钙、镁、磷等骨营养素，乳制品除了提供孕宝和孕妈所需骨营养素外，还可以提供妊娠期间胎儿发育及孕妇体内变化所需的额外蛋白质哦！因此，宝妈们适当多吃乳制品不仅能满足整个孕期骨营养、蛋白质的需要，而且能为提高下一代国民健康素养做贡献呢！

PART 9

孕7月护理

早　　产

早产是指妊娠达到 28 周但不足 37 周分娩者。此期分娩的新生儿称早产儿。早产儿由于先天不足，体重较轻，各器官发育还不成熟，生命力差，存活率也随着出生时孕周越小而越低，是出生 1 岁以内婴儿死亡的主要原因。所有孕 7 个月的孕妈妈要特别注意安全，预防早产的发生。

高危因素

先来看看引起早产的那些原因及高危因素吧，孕妈妈们应通过孕妇学校及科普教育图书等途径适当了解。

胎儿因素　双胞胎、多胞胎、羊水过多、胎儿畸形、胎盘异常（如前置胎盘、胎盘早期剥离、胎盘功能不全等）。

母亲因素　曾有早产史、妊娠间隔短于 18 个月或大于 5

年、宫内感染（支原体等）、慢性病（如心、肝、肾等疾病）和严重贫血、妊娠期高血压疾病、子宫畸形（纵隔子宫、单角、双角子宫）、宫颈机能不全、胎膜早破、细菌性阴道病等阴道内上行感染、产前出血、孕妇精神心理压力过大、孕期性生活、活动过多、持重物、外伤、腹泻、咳嗽、孕妇营养不良等。

早产在发生前会出现一些先兆症状，如子宫收缩，最初为不规则宫缩，偶尔伴有少许阴道出血或血性分泌物，后发展为规则宫缩。妊娠中晚期后，多数孕妈妈一天中可能会有 3~5 次子宫收缩，感觉肚子硬硬的，但没有疼痛的感觉，这属于生理性宫缩。如果收缩的次数过于频繁，达到每小时 3~4 次以上，就不属于生理性的了。还有部分孕妇表现为阴道少量出血，阴道流水等，这些都是有可能发生早产的征兆，应引起注意。

预防早产

针对以上早产的原因及相关症状，孕妇在进入孕晚期后，应该提高警惕，预防早产的发生。

定期产检 如果孕妇患有心脏病、肾病、糖尿病、高血压等并发症，应积极配合医生治疗。有妊娠高血压综合征、双胞胎或多胎妊娠、前置胎盘、羊水过多症等情况的孕妇，一定要遵医嘱，积极做好自己孕期的保健工作，及时发现异常，并尽早就医。

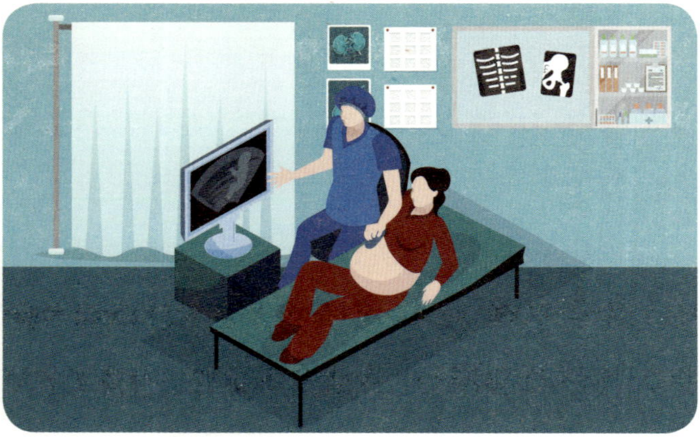

注意孕期卫生 如合并有泌尿道、生殖道感染，如细菌性阴道病，应尽早就医治疗。

避免劳累和外来刺激 孕晚期最好不要长途旅行，避免路途颠簸劳累。不要到人多拥挤的地方去，以免碰到腹部。走路，特别是上、下台阶时，一定要注意走稳，防滑倒摔跤。不要长时间持续站立或下蹲。

性生活 在孕晚期，须禁止性生活，以免刺激诱发宫缩导致早产。

增加休息时间 孕妇心理压力越大，早产发生率越高，特别是紧张、焦虑和抑郁与早产关系密切。因此，孕妇要保持心境平和，消除紧张情绪，避免不良精神刺激。进入孕晚期更要格外谨慎，多注意休息。

补充营养 合理摄取充分的营养，从备孕阶段到怀孕期间补充叶酸，不仅预防胎儿畸形，还能预防早产。

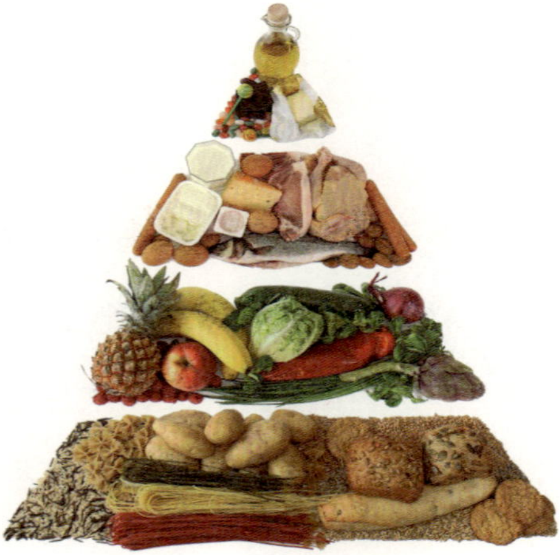

关注宫颈 已在孕中期明确宫颈机能不全者，应该于孕中期（14~18 周）行宫颈环扎术。有早产或中孕流产史的孕妇应更加注意，产检时动态关注宫颈长度的变化。

多胎妊娠 多胎妊娠的孕妇进入孕晚期后要格外谨慎，多注意休息，定期通过 B 超测定宫颈长度来预测自己是否有早产的可能。

减轻体重负担有妙招

一些疾病的发生除了与基因遗传和生活方式有关，还和生命早期的环境因素、营养状态密切相关。因此，孕期孩子在宫内发育期，母亲的营养状态对下一代的健康会产生深远的影响。同时，妇女在怀孕过程中，身体及内分泌都会发生很多变化，各个重要器官负担加重。合理的营养摄入是保证母婴健康的基础。

孕期体重增长是反映孕妇营养状况最实用的直观指标，与胎儿出生体重、妊娠并发症等妊娠结局密切相关。为保证胎儿正常生长发育、避免不良妊娠结局，应使孕期体重增长保持在适宜的范围。孕期体重增长过重，其高血压、糖尿病、巨大儿、难产、剖宫产概率及新生儿窒息概率均明显增高。目前，我国孕期体重管理状况不容乐观，体重超标及剖宫产概率均明显高于 WHO 的标准。因此，大家要改变“一人吃两人补”的传统做法，应根据孕前体质指数（BMI）为孕妈妈制订个性化孕期增重目标，在产科门诊建立规范孕期体重管理流程，设立专门的营养咨询室进行营养指导、开出个性化膳食营养处方，制订食物定量攻略。

具体做法是初诊孕妇进行 BMI 筛查，询问孕前体重和身高，计算孕前 BMI，根据 BMI 给出体重增长推荐指数。

孕前 BMI（kg/m^2）		总体体重增长范围（kg）	孕中晚期的体重增长率平均（范围）（kg/周）
体重不足	<18.5	12.5~18	0.51（0.44~0.58）
标准体重	18.5~24.9	11.5~16	0.42（0.35~0.50）
超重	25.0~29.9	7~11.5	0.28（0.23~0.33）
肥胖	≥ 30.0	5~9	0.22（0.17~0.27）

BMI= 体重（kg）/ 身高（m^2）

或者用曲线形式给出推荐：

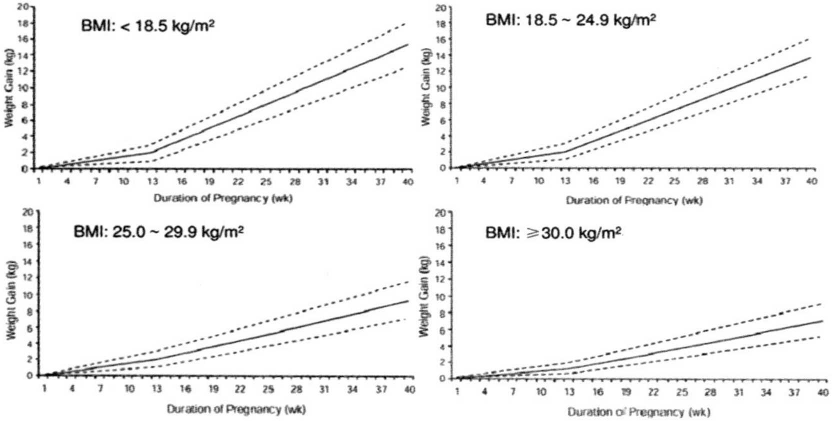

有了明确的体重增长目标，那应该怎么做才能达到合理增长呢？不同时期孕妇所需的能量不同。

孕早期，胎儿生长发育速度相对缓慢，所需能量不多，且许多孕妇有纳差、恶心、呕吐等早孕反应，不必过分强调增加饮食和平衡膳食，无明显早孕反应者只需保持孕前同样水平的食物摄入，首选易消化的粮谷类食物，每天必须摄取至少130g碳水化合物，孕早期呕吐严重不能进食者应就医、输液。

孕中期开始，胎儿生长发育逐渐加速，母体生殖器官的发育也相应加快，对营养的需要增加，孕中晚期应合理增加食物的摄入量。在身体活动水平不变的前提下，孕妈妈在中期和晚期每天需增加能量分别为300kcal、450kcal，以增加优质蛋白质为宜，每天增加鱼、禽、蛋、瘦肉共50g，晚期再增加75g左右。适当调整微量元素的摄入。叶酸：整个孕期服叶酸片0.4g/d，每天吃绿叶蔬菜。铁：孕中晚期应每天增加20~50g红肉，每周吃1~2次动物内脏或血液。碘：坚持选碘盐，常吃含碘丰富的海产食物，如海带、紫菜等。钙：每天增加奶200g，使奶的总量达500g/d。DHA：每周最好食用2~3次深海鱼类。

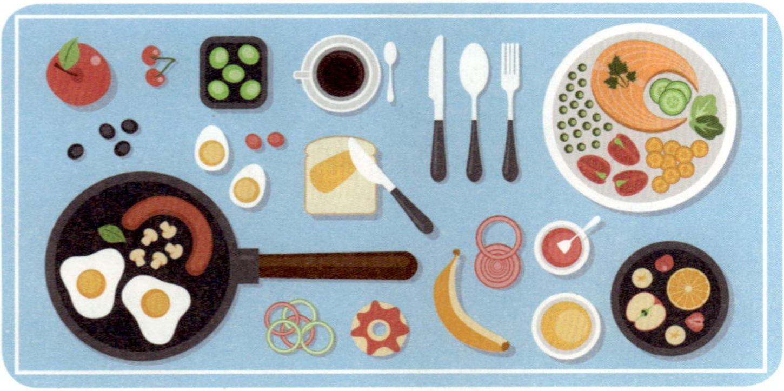

平衡膳食和适度的身体活动是维持孕期体重适宜增长的基础，身体活动还有利于愉悦心情和自然分娩。因此，除了合理摄入营养物质，制订专属于孕妈妈的健身计划和运动课程也是很重要的。推荐健康的孕妇每天应进行不少于30分钟的中等强度身体活动。中等强度即为可明显加快心率，达到最大心率的 50%~70%，主观感觉稍疲劳，但 10 分钟左右可恢复。运动方式可选择快走、游泳、打球、跳舞、孕妇瑜伽及各种家务劳动等。根据身体状况和运动习惯选择，量力而行，循序渐进，同时要排除高血压、前置胎盘、先兆流产等禁忌，也可以通过孕妇学校提供的运动课程做到专业化的指导，让“孕”动和生活工作两不误。

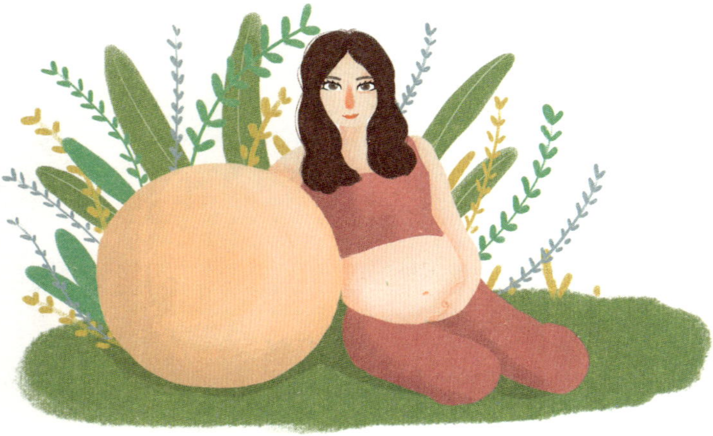

相信通过医务人员和孕妈妈及家属的努力，孕妈妈能轻松吃出健康身姿、宝宝也会更健康更聪明！

预防和应对痔疮

孕妇为何易得痔疮

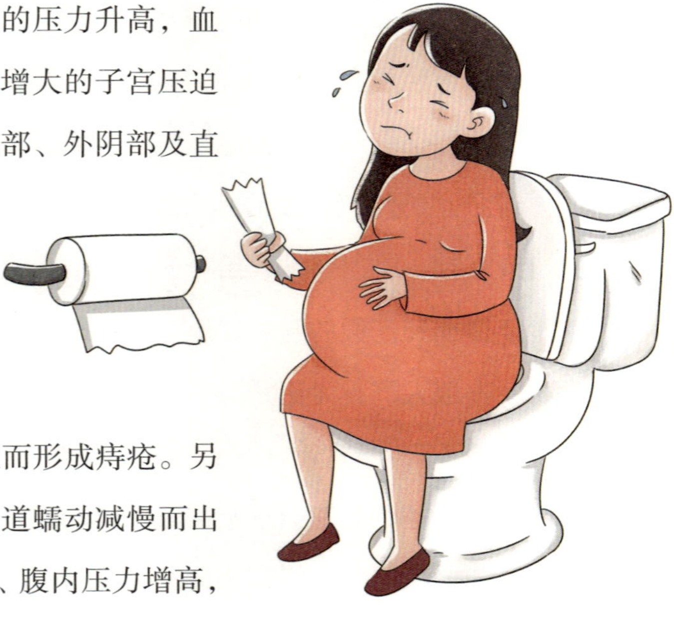

怀孕后静脉内的压力升高，血管弹性降低，又因增大的子宫压迫盆腔的血管，使腿部、外阴部及直肠等处的静脉血不能通畅地返回心脏，这就使直肠下段和肛门周围的静脉充血膨大而形成痔疮。另外，由于孕期胃肠道蠕动减慢而出现便秘、排便困难、腹内压力增高，

也是促使痔疮发生的原因。

孕妇痔疮有何危害

痔疮经常反复出血，日积月累，可导致贫血，出现头昏、气短、疲乏无力、精神不佳等症状，这不但影响孕妇自身的健康，也影响胎儿的正常发育，易造成发育迟缓、低体重，甚至引起早产或胎儿死亡。内痔或混合痔发展到一定程度可脱出肛门外，由于痔块不断变大和脱出，以至于孕妇在行走、咳嗽等腹压稍增时，痔块即能脱出，严重影响了孕妈妈的正常生活，使妊娠后期的妇女增大了精神和体力的负担。

由于腹腔压力逐渐增加，尤其在妊娠晚期，不少孕妇出现双下肢浮肿，肛门上下静脉扩张、瘀血加重。最后，在自然分娩过程中用力屏气，使腹压急剧上升，导致痔疮水肿、外翻、脱出或嵌顿，难以还纳，给产妇带来极大的痛苦，甚至影响到整个产褥期和产假的身心健康。孕妇得痔疮的概率和危害都远远大于一般人群，无论是对孕妇自身还是腹中的胎儿来说都相当危险。

痔疮在怀孕后期会逐渐加重，给治疗带来困难，增加肉体上的痛苦，因此，最好在孕前及时治疗。

孕期如何预防痔疮

首先，要养成良好的饮食习惯。孕妇在日常饮食中应多吃新鲜蔬菜水果，尤其应注意多吃些富含粗纤维的食物，也要多吃些粗粮，如玉米、地瓜、小米等等。孕妇应该注意不吃或少吃辛辣刺激性的食物和调味品，同时还要养成多饮水的习惯，最好喝些淡盐水或蜂蜜水。

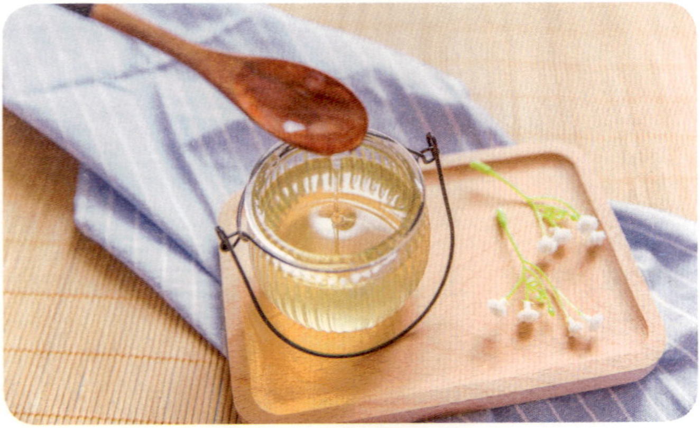

其次，要养成良好的排便习惯。孕妇要养成定时排便的好习惯。排便时间要相对固定，一般可定在某一次进餐后为好。排便习惯一旦形成后，不要轻易改变，到排便的时间，即使无便意也要坚持如厕。但每次上厕所时间一般不要超过 10 分钟。

如果一次排不出来，可起来休息一会儿再去。千万不要蹲在厕所里看书、看报，反而增加腹压和肛门周围血流的压力，导致痔疮或加重痔疮。

此外，还要适当进行一些体力活动和肛门保健。孕妇应防止久坐不动，提倡适当的户外活动。适量的体力活动可增强体质，促进肠蠕动而增加食欲，防止便秘。每日早晚可做两次缩肛运动，每次30~40遍，这样有利于增强盆底肌肉的力量和肛门周围的血液循环，有助于更好地排便和预防痔疮。

孕期痔疮如何治疗

饮食调理 痔疮初起时，主要依靠饮食调理，不吃辛辣食物（如胡椒、花椒、生姜、葱、蒜等）以及油炸的食物，少吃不易消化的东西，以免引起便秘，可多吃富含膳食纤维的蔬菜和水果，如马齿苋、芹菜、白菜、菠菜、木耳、黄花菜以及苹果、香蕉、桃、梨、瓜类等。要多饮水，这样可避免便秘，减少硬结粪便对痔静脉的刺激。遇到便秘时还可多食一些含植物油脂的食品，如芝麻、核桃等。

提肛运动和按摩 并拢大腿，吸气时收缩肛门，呼气时放松肛门。如此反复，每日3次，每次30下，以增强骨盆底部的肌肉力量，有利于排便和预防痔疮发生。

按摩部位有两处，即肛门和腹部。大便后用热毛巾按压肛门，按顺时针和逆时针方向各按摩 15 分钟，改善局部血循环；腹部按摩取仰卧位，双手在下腹部按顺时针和逆时针方向各按摩 15 次，每日早晚各进行一次，有利于排便，防止便秘，有利于痔疮的好转。

改变生活习惯 早晚可散步、做体操，平日卧床休息时可将骨盆部抬高 20~25cm。避免久坐、久站，适当增加休息。手纸宜柔软洁净，内痔脱出应及时托回。定时排便，养成良好的排便习惯，如厕时不读书看报。

熏蒸治疗 如果担心外用药对胎儿的影响，孕妈妈可以试试中药祛毒汤坐浴或湿敷。其方法是把祛毒汤加热后倒入盆中，孕妇蹲坐于盆上进行熏蒸。或是用棉球或纱布蘸祛毒汤敷于患处，每天 2~3 次，每次 20 分钟，即可有效缓解痔疮。

药物治疗 当孕妇患痔疮出现出血症状时，可使用含有复方角菜酸酯成分的栓剂，直接放入肛门。该成分是海洋生物提取物，不会对胎儿造成影响。如果是肛门感染引起脓肿，可用中药十味金黄膏直接涂在脓肿处，它的成分为黄连、黄柏、大黄等。

如果肛门处形成了裂口、创面，则可使用促进创面愈合的藻酸钙敷料，一天敷 2 次即可。使用上述药物时，除了复方角菜酸酯，其他的药只能涂抹于痔疮表面等肛门外皮肤，而不能直接放入肛门中。

对于大家常用的痔疮膏，孕妇则要谨慎使用。痔疮膏由麝香、牛黄、珍珠等药物组成。其中，麝香有活血散结、止疼和催生下胎的作用，药理研究表明，麝香还对子宫有明显的兴奋作用，孕妇使用后容易发生流产或早产。因此，孕妇选用痔疮膏时，最好不要选用含麝香成分的。

PART 10

孕8月护理

减轻孕晚期水肿

妊娠晚期，由于血容量增加、子宫的压迫，许多孕妇会出现手脚浮肿的现象，从脚掌开始，再至脚踝、小腿，有时候脸部也会出现轻微的肿胀，称之为孕期水肿。

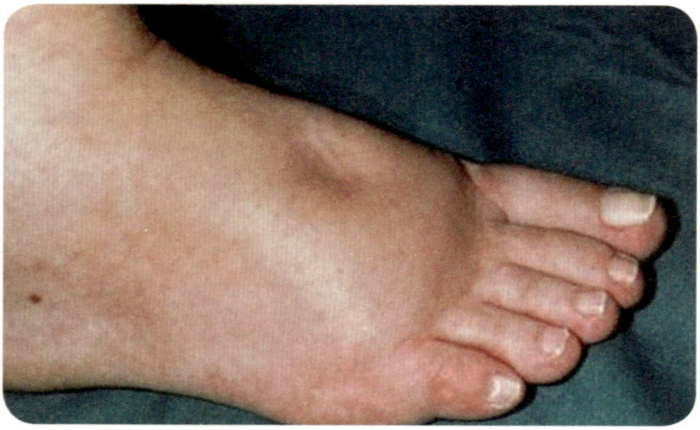

孕妇出现水肿不必惊慌。

那么，有哪些方法可以减轻孕晚期水肿呢？出现孕晚期水肿需要注意以下几点：

首先要分清是生理性水肿还是病理性水肿，生理性水肿主要因白天工作或站立、久坐严重，一般在午后加重，晚上休息可减轻，不会对孕妇和胎儿产生影响。但如果每周体重增加在500g以上，或水肿不消退，甚至延及面部伴随高血压及蛋白尿，就可能为病理性水肿，会对孕妇和胎儿造成影响，需要及时就医。

要保证充足的休息和睡眠时间，休息时，如没条件躺下，则尽量把脚抬高。

日常工作不要久站、坐，工作间隙要适当走动，以改善下肢血液循环，坐久了要常常活动脚踝，伸展下肢。

穿着舒适，不能穿紧身裤，鞋子和袜子不能过紧，以免影响血液回流，有条件的可进行适当的体育锻炼。

多进食含蛋白质的食物，每天要保证食入畜、禽、鱼、虾、蛋、奶等动物类食物及豆类食物。这类食物含有丰富的优质蛋白质。提高体内蛋白含量，有利体内组织间隙水分的吸收和排出。贫血的孕妇，每周还要注意进食2~3次动物肝脏以补充铁，贫血及营养不良是病理性水肿的原因之一。

选择性进食一些具有消除水肿的蔬果，蔬菜和水果中含有人体必需的多种维生素和微量元素，它们可以提高机体抵抗力，加强新陈代谢，还具有解毒利尿等作用，如玉米、冬瓜、芹菜、红豆等。

孕妇不要因水肿而不敢喝水，因为水肿和喝水无关，所以孕妈妈要适量喝水，防止情绪激动，避免长时间重体力劳动。

少吃或不吃难消化和易胀气的食物，以免引起腹胀，胃肠道胀气会使血液回流不畅，加重水肿。避免食用高盐、加工、腌渍或罐头食物。

孕晚期进补需适度

孕妈妈们在孕晚期该怎么补充营养呢？补得太好怕营养过剩，导致孕妈肥胖、三高和胎儿过大；补少了怕影响胎宝的生长发育。

孕晚期的营养补充其实很简单，孕妈妈们只需要比孕前增加“两个一，一个二”就可以了。什么是“两个一，一个二”呢？其实就是一杯奶（250ml），一两主食（谷薯类），二两肉（鱼禽畜类）。在孕晚期，孕妈妈每天平均需要进食400g左右的谷薯类、500ml牛奶、鸡蛋1~2个、鱼和禽畜肉150~200g、豆制品100g、富含膳食纤维的新鲜蔬菜（如芹菜、胡萝卜、花菜、土豆等）500g、水果250g，每周吃1~2次海带或紫菜。另外，可加一些富含天然亚油酸和亚麻酸的核桃、松子、花生、葵花子、榛子等坚果类食品，促进宝宝大脑细胞发育。

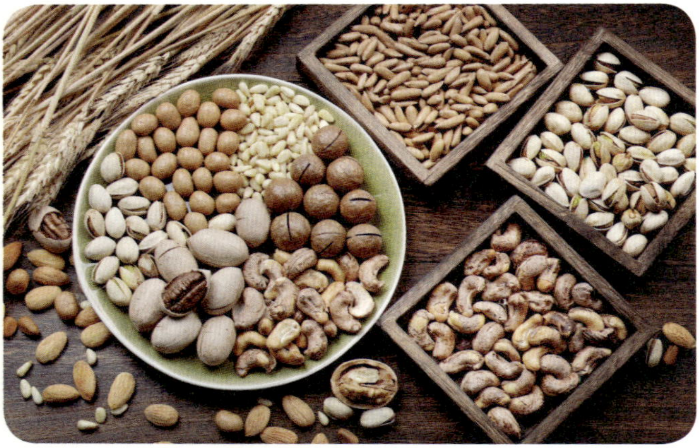

所以，为了孕妈妈和宝宝的健康，请合理的安排膳食，千万不要盲目的进补！

脐带绕颈需警惕

淘气的胎儿宝宝在妈妈肚子里会做各种运动，所以可能会出现脐带缠绕。脐带围绕在胎儿颈部、四肢或躯干者，称为脐带缠绕，90% 为脐带绕颈，以绕颈 1 周者居多，3 周以上少见。发生原因与脐带过长、胎儿小、羊水过多及胎动频繁等有关。

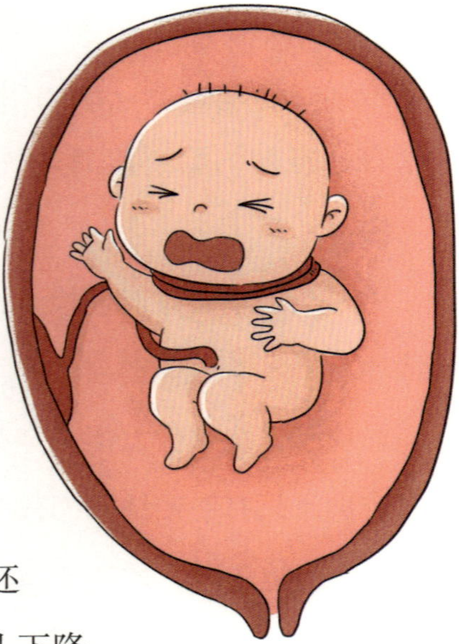

脐带缠绕对胎儿的影响与缠绕的周数及松紧度、脐带的长短、羊水量有关，同时还与是否临产有关。临产后，胎头下降，

会造成原先缠绕较松的脐带逐渐拉紧。对于脐带缠绕较松、压迫程度较轻的，是不会发生临床症状的，对母儿危险不大；而缠绕周数多及压迫程度重的可影响胎儿血供，造成急性缺氧、窒息，甚至死亡的风险。

因此，如果B超医生告知脐带绕颈了，那么需要引起孕妈妈的警惕了，我们给脐带绕颈后的孕妈妈以下几点建议：

第一，坚持数胎动。到了孕晚期，孕妈妈最好能养成每天数胎动的习惯，能有效地发现胎儿缺氧。每天早、中、晚固定一个时间数3次胎动，每次数1小时。胎动次数明显异于平常时，应及时去医院检查。

第二，胎心监测。孕妈妈做好胎心监测，判断脐带受压的情况，定期的胎心监测是及时发现脐带绕颈宝宝缺氧的有效方法。

第三，定期做好产前检查，通过医生帮助判断胎儿在宫内的情况。

发现脐带绕颈后，不一定都需要剖腹产，但分娩过程中应加强监护，只有脐带绕颈圈数多、胎头不下降或胎心有明显异常（胎儿窘迫）时，才考虑是否需要手术。

PART 11

孕9月护理

孕妈妈的情绪需要关注

妊娠9个月后，胎儿发育迅速，孕妈妈的负担越来越重，行动不方便。因胎儿巨大或者羊水过多影响孕妇呼吸，压迫导致上腹部程度不一的疼痛不适，严重者影响睡眠，不能平卧，所以孕妈妈迫不及待想尽快分娩。她们想阴道顺产，又担心生不下来，还担心无法耐受产时疼痛。有些一胎剖宫产的孕妇想阴道试产，又担心子

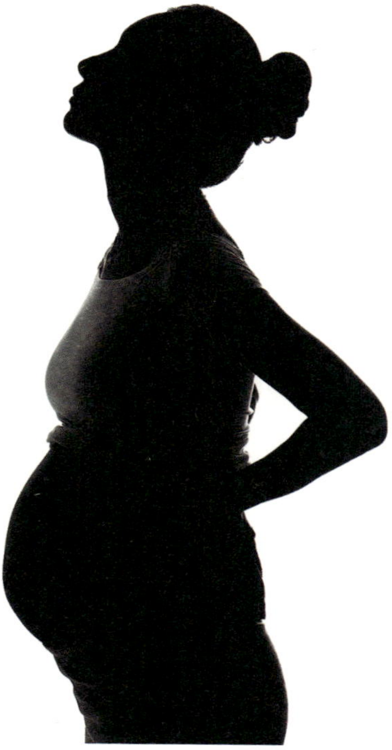

宫破裂会危及母婴安全。对于那些原来有不良孕产史和治疗不孕症后妊娠的孕妇，还时常担心胎儿缺氧，甚至胎死宫内的风险。而那些有妊娠合并症和并发症的孕妇，分娩时有可能发生一些不可预测的母婴风险等等。这些各种各样的矛盾心理，会不同程度地增加孕妈妈的思想压力，容易出现紧张焦虑，甚至恐惧情绪。

有一部分孕妇怀有先天畸形胎儿，比如唇腭裂、先天性心脏病、消化道畸形等等，她们想到出生后孩子的问题：畸形对孩子以后生长发育影响有多大？畸形手术矫治效果如何？手术费用要多少？这些未知问题会导致孕妇情绪变得异常低落，总感到烦闷，神情沮丧，打不起精神。如果抑郁情绪持续存在，也会造成孕妇失眠、厌食、性功能减退和自主神经功能紊乱，直接影响到胎儿的正常发育。

孕期出现以上紧张焦虑和抑郁等不良情绪的变化是正常的心理反应。孕妇出现以上不同程度的不良情绪，轻则会影响睡眠、进食和排便等生理机能，严重者会造成早产，妊娠期高血压疾病等妊娠期并发症，同时也会影响胎儿发育，甚至引起胎儿宫内缺氧等风险。不及时疏解孕晚期不良情绪会造成剖宫产率升高，早产儿出生，甚至出现产后出血、产后抑郁症等母婴不良结局。

面对妊娠晚期不良情绪，孕妇要多到户外散步，呼吸新鲜空气，参加社会活动，精神就会放松，心情也会随之变得开朗。多在平常生活中寻找乐趣，多参加一些适当的文体活动，比如唱歌、欣赏优美轻松的音乐等，有助于调节孕妇的情感。多与乐观开朗的人接触，交流思想，敞开胸怀，开阔视野，有助于消除内心抑郁紧张焦虑的情绪。

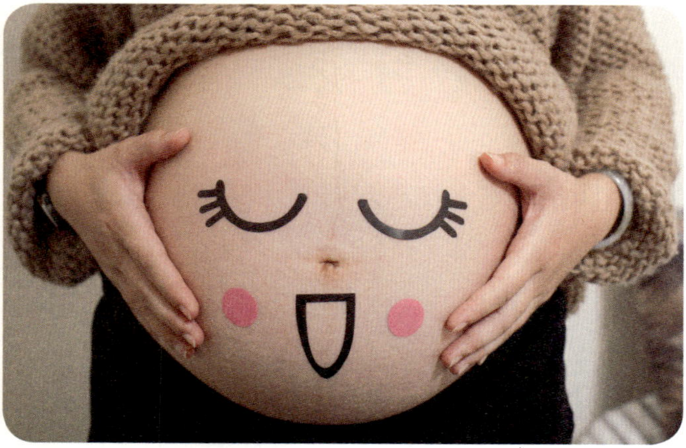

当然，丈夫要鼓励妻子战胜困难，迎接挑战，给她以力量，帮助她树立坚强的信念。丈夫要多关心、体贴和谅解妻子，妻子情绪上的变化很大程度是由心理上的变化引起的。面对情绪不佳的妻子，丈夫要宽容大度，引导妻子寻找不良情绪的原因，疏导妻子的不良情绪。丈夫要唤醒妻子对孩子的一片爱心，转移妻子对烦恼事情的注意力,尽量多陪妻子做一些开心的事情，和妻子一起阅读与孕产有关的书籍，欣赏音乐，这样可以增进夫妻之间的感情。

假如经过夫妻双方的共同努力，仍未能控制和疏解不良情绪，影响到孕妈妈的生活和工作，特别是严重影响睡眠。建议求助产科和儿科医生，甚至心理专业医生的帮助。夫妇与医务人员一起寻找不良情绪的根源，纠正一些孕期错误观念，协助孕妇克服恐惧心理，消除焦虑不安和抑郁情绪，使孕妈妈平静而又愉快自信地度过孕期，迎接宝宝的降生。

产前运动助顺产

大部分孕妈妈在整个孕期会受到各种问题的困扰，比如孕早期的孕吐，孕中期的腰背酸痛，孕晚期的四肢浮肿等，我国传统旧观念（孕妇怕动胎气不可运动）影响着妇女的整个孕期，片面地强调增加营养，忽视了孕期适当、有效的运动，导致孕妈妈“不愿动”，使得我国孕妇体态臃肿者较多，妊娠高血压、糖尿病等并发症发生率不断增加。

孕期适量运动不仅可以促进孕妇血液循环、降低血栓发生率、加强腹肌力量、减轻妊娠反应、控制体重，还可以增强孕妇体质及免疫力，促进胎儿正常发育，降低剖宫产率，从而提高自然生产率。

因此，我们给孕妈妈的建议是，动起来！

下面介绍一些比较常用，孕妈妈比较容易操作的运动方式，每位孕妈妈根据自身的身体状况来选择。

散步 虽然前文已经提及了多次，但这里还是要说，散步是对孕妇最为有益的运动方式。时间以每日早上起床后、晚饭后为宜，散步时间和距离以自己的感觉来调整，不觉劳累为宜，散步时不要走得太急，要缓慢地走，小心滑倒摔倒，最好有准爸爸陪伴。

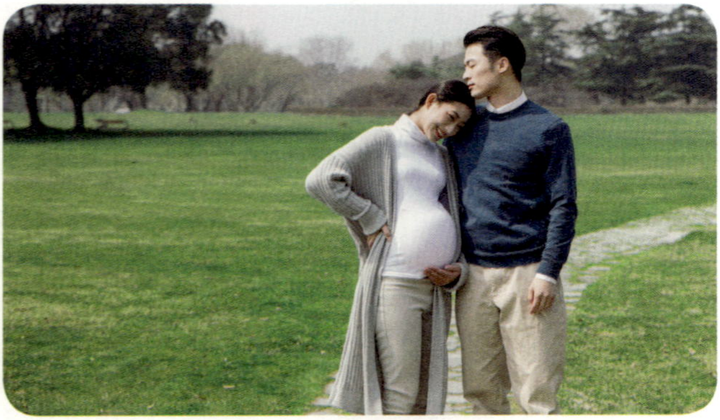

孕妇体操 主要包括活动腰部、腿部、手腕、脖子等。现介绍几种体操如下：

腰部运动	坐在凳上，两脚分开同肩宽，上身向右侧下弯，同时呼气，而后缓缓挺直，同时吸气，再向左侧下弯，反复 5~10 次
腿部运动	以手扶椅背，左腿固定，右腿做 360° 转动（画圆越大越好），做毕还原，换腿继续做，孕中期即可开始做，每日早晚各做 5~6 次
下蹲运动	双腿张开与肩同宽，腰背挺直，双膝慢慢蹲下，停留数秒后，再慢慢站起，重复 5~6 次

游泳　游泳能改善心肺功能，增加身体的柔韧性，增强体力，是一种适合孕妇的运动。最佳的游泳时间是在怀孕 5~7 个月，孕晚期为避免胎膜早破和感染，应停止游泳。

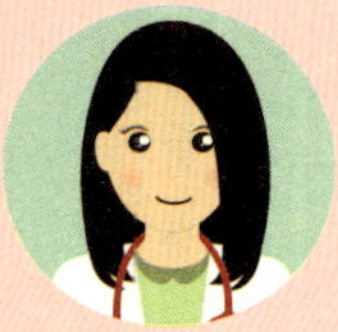

有早产迹象、合并有心脏病或有前置胎盘的孕妈妈不能做孕妇体操。怀有多胎的孕妈妈尽量不做孕妇体操。孕期每个阶段的身体状况都会改变，在制订运动计划前，最好要在产检时确认没问题后，选择适合自己的运动方式，并且必须慢慢地增加运动量，不可操之过急。此外，运动前后要记得伸展一下四肢，充分的暖身运动，避免运动伤害。

孕晚期母乳喂养的准备

众所周知，母乳喂养不是把宝宝喂饱那么简单。母乳喂养除了给宝宝提供营养外，还有助于增强婴儿的免疫力，对新妈妈也有好处，比如促进产后体型恢复，降低卵巢癌、乳腺癌、子宫内膜癌等女性生殖系统恶性肿瘤的发生率，还可以培养母子感情等。

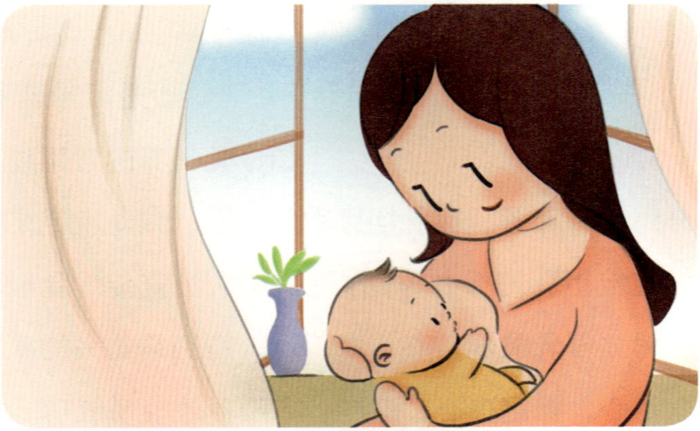

要做好母乳喂养，在孕晚期就要开始准备了，要做好以下几点：

注意孕期营养　母亲营养不良会造成胎儿宫内发育不良，还可影响产后乳汁的分泌。在整个孕期和哺乳期都需要足够的营养，多吃含蛋白质、维生素和矿物质类丰富的食物，为产后泌乳做准备。

乳头、乳房的保养　乳头、乳房的正常与否会直接影响产后哺乳。在孕晚期要做好乳头的准备，如清洁乳房后用羊脂油按摩乳头，增加乳头柔韧性；由外向内轻轻按摩乳房，以便疏通乳腺管；使用宽带、棉制乳罩支撑乳房，可防止乳房下垂。如有扁平乳头、凹陷乳头的孕妇，应在医生指导下，使用乳头纠正工具进行矫治。

定期进行产前检查　发现问题及时纠正，保证妊娠期身体健康及顺利分娩，是孕妈妈产后能够分泌充足乳汁的重要前提。孕期产检如发现合并有母婴传播性疾病（如乙型病毒肝炎、HIV 等），应在干预后或医生指导下决定是否进行母乳喂养。

了解有关母乳喂养的常识　如母乳喂养的常用姿势、促进乳汁分泌的营养餐、哺乳期胀乳怎么办、判断宝宝是否吃饱的方法、宝宝拒乳怎么办等；接受医护人员宣传母乳喂养的有关知识，树立母乳喂养信心，取得家人特别是丈夫的共识和支持，树立信心，下定决心，这样母乳喂养才容易成功。

PART 12

孕10月护理

分娩前兆需知道

到了孕晚期，很多孕妈妈会问，宝宝什么时候会出生？什么时候该做好分娩的准备了？这就需要孕妈妈自己了解并关注临产的一些前兆。一般来说，临产前兆包括阴道见红、破水、不规则宫缩以

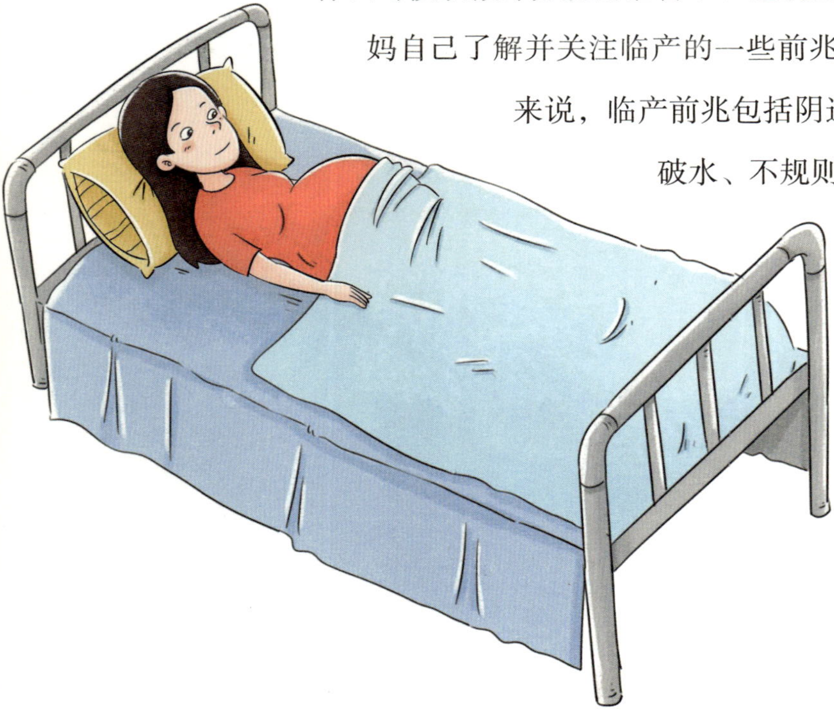

及胎儿下降感等。

阴道见红　阴道出现血性分泌物，人们俗称见红，是在分娩前24~48小时内，子宫颈口开始活动，使子宫颈内口附近的胎膜与该处的子宫壁分离，毛细血管破裂出血，并与子宫颈管内的黏液相混而排出。颜色呈现茶褐色、粉红色或红色，质地黏稠，血量明显比月经的量少，这是分娩即将开始的一个可靠信号。如果只是少量的血丝，胎动正常，孕妇可以在家观察，注意休息。一般孕妇出现见红后48小时可能临产，但也有几天甚至一周后才分娩的，个体差异较大。

如果阴道流血量较多，超过月经量，不应简单视为阴道见红，要考虑有异常出血的可能，应尽快到医院就诊，排外前置胎盘、胎盘早剥等。

破水　人们常说的破水是指胎膜破裂。胎儿在宫内的时候，周围包着薄薄的胎膜，里面还包着羊水。胎膜破裂后，羊水从宫颈口流出，是分娩前的一个征兆。正常情况下，破水是在子宫开大的过程中或子宫口开全时发生，少部分孕妇在孕晚期或近预产期未临产的情况下提前出现了阴道流液，医学上叫胎膜早破。

不论是临产破水还是胎膜早破都应该及时去医院就诊。因为破水时间长了会引起孕妇及胎儿感染、发生胎盘早剥、脐带受压致胎儿宫内缺氧，个别孕妇发生脐带脱垂，引起胎儿死亡，所以孕妇一旦破水了要尽量抬高臀部，及时就诊。

不规则宫缩 又称假临产。孕妇在分娩发动前，随着子宫肌层敏感性增加，常出现不规则宫缩，即下腹有不规律的疼痛。其特点有：持续时间短、间歇时间长、频率不一致且无规律；强度未见逐渐增强；常在夜间出现而于清晨消失；不伴有宫颈管缩短和宫口开张。

胎儿下降感 妊娠晚期随着胎儿先露部下降入盆，宫底部降低，宫底对上腹部产生的压力减轻，孕妇自觉上腹部较前舒服有轻松感，如伴随阴道分泌物增加，通常也是一些孕妈妈分娩的先兆。

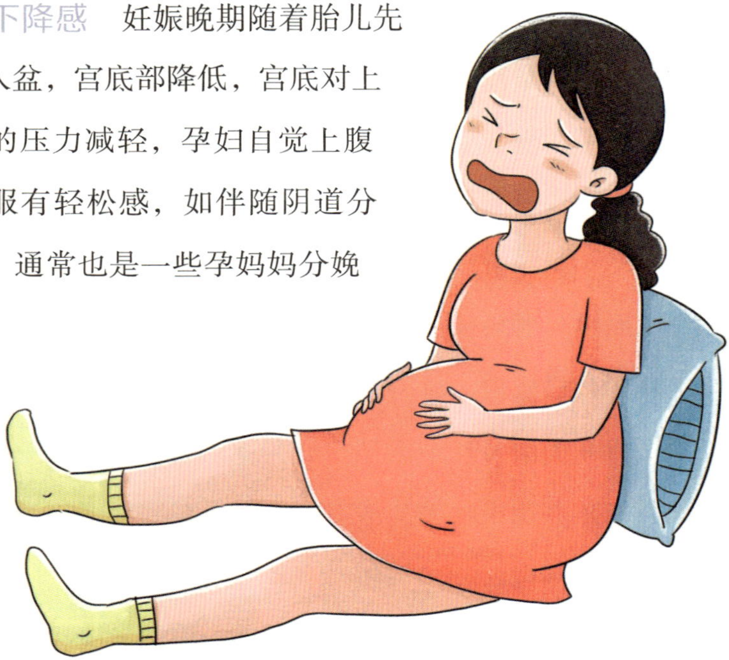

克服产前恐惧症

在分娩前，有些孕妈妈会出现各种各样的担心，比如担心产后体形恢复不好失去丈夫的关注，担心生男生女的问题，害怕分娩时疼痛难忍，更担心初为人母不知道如何喂养宝宝等，这些不良情绪可能会导致孕妈妈发生产前恐惧症。所谓产前恐惧症，是指产妇在生产之前，由于巨大的心理压力而产生的诸如担心、害怕、恐惧等不良的心理症状的统称。严重的产前恐惧症会导致孕妈妈烦躁、焦虑、抑郁，情绪激烈波动，不但危害产妇的身心健康，对胎儿的成长也很不利。有的可能直接影响到分娩过程的顺利进行，导致产程延长或难产。

那么如何预防和克服产前恐惧症呢，需要做好以下几点：

掌握分娩知识　分娩是人类繁衍后代的一个正常生理过程，绝大多数女性都能够顺利完成。建议孕妈妈在产前还是应该多看一些关于分娩的图书或杂志，参加孕妇学校，求助助产士门诊，学习分娩知识，增强自信心，孕妈妈的恐惧心理就会消除，也就不会胡思乱想，更不会出现焦虑、抑郁了。这种方法不但效果好，而且还可增长知识。

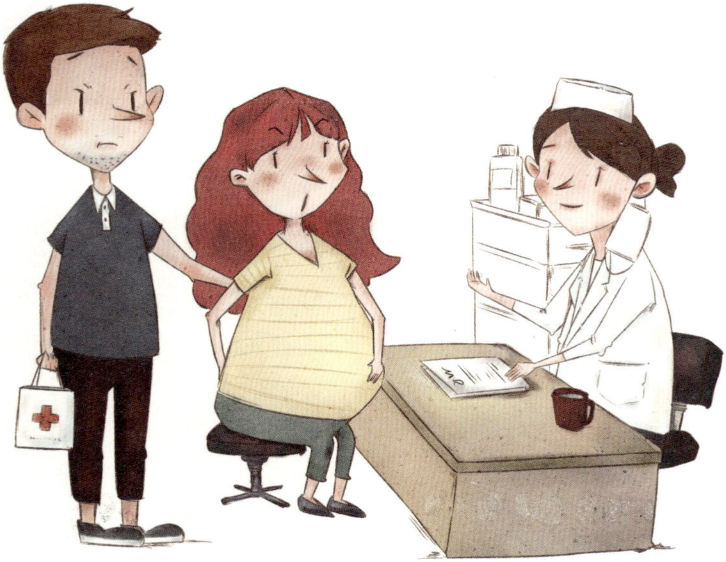

学会自我稳定情绪 孕妈妈产前情绪稳定很重要。孕妈妈平时可多听一些柔和舒畅的音乐，多看绿色植物或到一些风景优美、安静的地方坐坐，碰到问题不要一个人胡思乱想，可与其他孕妈妈交流和讨教经验，这些有助于缓解紧张情绪。

适度饮食 + 运动 孕晚期，肚子越来越大，孕妈妈的行动逐渐不便，胃口也特别好。这个时候需要控制自己的饮食，不要吃甜食及一些高热量的食物，以免肚中的宝宝过大而影响顺利生产。此外，孕妈妈也不要太偷懒了，忌一直躺在床上，可以适当做一些比较轻松的运动，比如散步、做孕妇操、在室内适当走动等，这些都有助于顺利生产，减少分娩疼痛。

准爸爸及家族成员的宽容和理解 妊娠晚期，孕妈妈行动不便，变得依赖性强，家庭成员尤其是准爸爸应主动承担起照顾孕妈妈的责任，让她心里有所依托，在宝宝的性别以及家庭的经济能力方面尽可能不给孕妈妈制造压力。

让爱人陪产 目前，国内有些医院可以允许准爸爸进入产房，而在条件不允许的情况下，准爸爸可以在孕妈妈进入产房前在待产室里多陪伴她。因为在生产时有准爸爸陪在旁边，

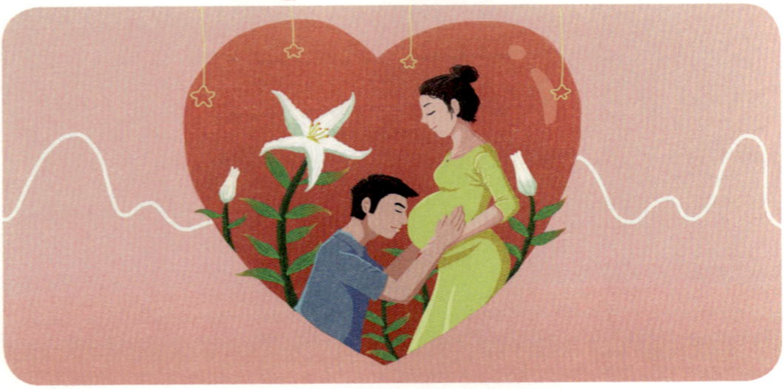

那将是给孕妈妈心理和精神上强有力的支持，这也是其他人无法替代的。

了解分娩镇痛方法 随着医学科学的发展，减轻分娩疼痛的方法不断开发，硬膜外镇痛、水中分娩、导乐分娩均是使分娩时疼痛减轻甚至消失的方法。了解并合理选择分娩镇痛方法可以让孕妈妈们不再经历疼痛的折磨，减少分娩时的恐惧，从而增强分娩的信心。

待产中可能出现的突发状况

“十月怀胎，一朝分娩”，待产是一个满怀喜悦和期望的过程，每个产妇都希望自己能顺利分娩。然而，有少数产妇在待产过程中可能发生一些突发状况，孕妈妈们需要提前知道这些知识，以防发生后无法应对。

急性胎儿窘迫　待产过程中突然出现胎儿心跳明显异常（过快或过慢），其最常见的原因有宫缩过强、胎儿脐带绕颈、羊水过少或者脐带受到胎头压迫等。此时医护人员会先给予孕妈妈吸氧、点滴，让孕妈妈左侧卧位，如果经上述处理后，胎儿心跳仍未能恢复正常，则必须立刻进行剖宫产。

相对性头盆不称　相对性头盆不称也是待产时可能出现的问题，尽管孕妇在试产前会经过医生初步评估胎儿大小及母亲骨盆情况，然而分娩还有一些可变的因素，比如产力、胎方位、母亲的精神状态，这些因素不佳时，都可能影响到分娩过程，导致宫口无法开大，或是胎头位置不再下降，一般出现这样的情况就需要进行剖宫产。

胎盘早剥　正常情况下，胎儿娩出后，胎盘才会从子宫壁上剥离。如果在待产过程中，正常位置的胎盘提前从子宫上剥离，则称为胎盘早剥，严重时会威胁到母儿生命安全。

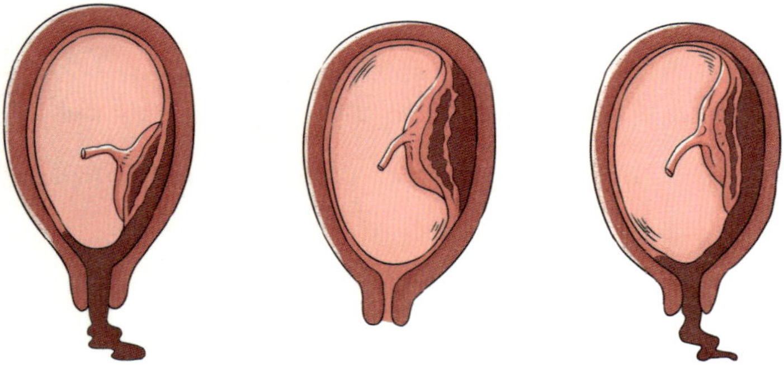

显性剥离　　隐性剥离　　混合性剥离

胎盘早剥主要表现为产妇突然由阵痛转为持续性腹痛，伴或者不伴有阴道出血，子宫张力高伴有压痛。目前发生原因仍未确定，发生前亦无预警，一旦发生必须立刻进行急救，以免危险。

麻醉意外　通常医生会在开二指以上且子宫有规则宫缩

时，为想实施无痛分娩的孕妈妈进行脊椎硬膜外腔麻醉。但是在少数情况下，麻醉也可能意外造成孕妈妈血压降低，致子宫胎盘血供减少，此时只要医生处理及时得当，通常不会有太大问题。

脐带脱垂　胎膜破裂后，胎儿娩出前，脐带意外脱出于宫颈口外，降至阴道，甚至露于外阴部，称为脐带脱垂。这种情况时有发生，多发生在破水时胎头高浮的情况下。脐带脱垂后会受到胎头压迫，造成脐血供应中断，危及胎儿生命，要立即进行剖宫产。因此，待产中破水后不能随意下床活动，要注意抬高臀部，避免发生脐带脱垂。

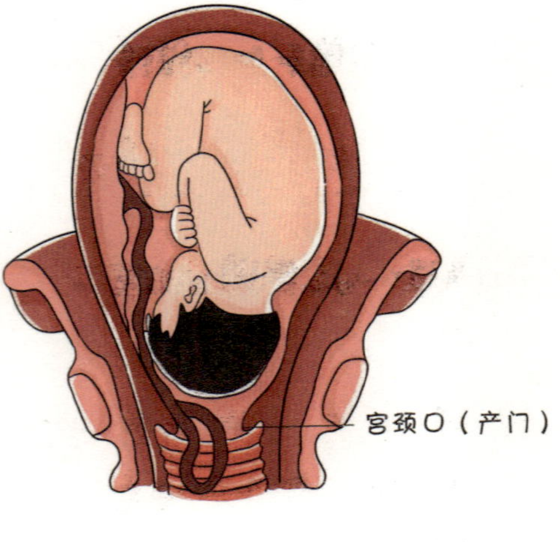

脐带脱出于宫颈口外

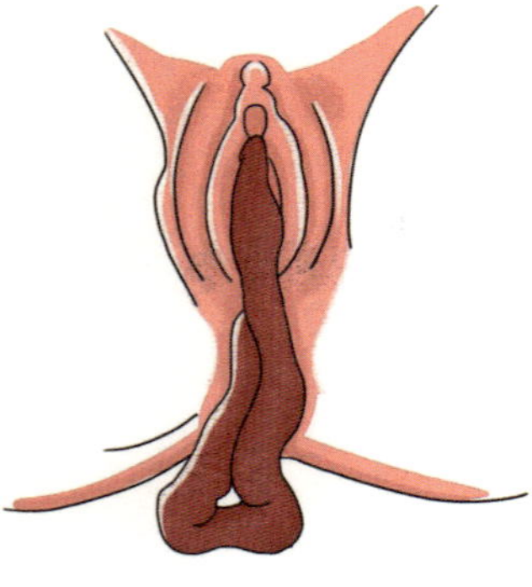

脐带露于外阴部

羊水栓塞　在待产过程中，由于宫腔压力过高，子宫有开放的血窦，羊水进入到母体血液循环，引起急性缺氧、循环衰竭、凝血功能障碍以及多脏器功能衰竭等一系列病理生理变化过程。此病具有起病急、病情凶险、难于预测、病死率高等临床特点。此种情况发生罕见，是极其严重的分娩并发症，一旦发生必须立刻组织抢救。

从备孕到怀胎十月
定制你的健康宝宝

孕育一个健康聪明的宝宝是每对已婚夫妻极其期盼的事，因为这关系到一个家庭的幸福、稳定与未来。因此，我们编写了这本图书，希望能给广大妇女些许指引，让更多人了解到科学的备孕及孕期的知识。

本书以时间为序，就备孕、早孕识别、孕期保健、孕期合理用药、孕期合理营养及适度运动、孕期常见问题等内容做了深入浅出的讲解，相信会给读者一些科学的指导，帮助准爸爸准妈妈们解决孕育路上的一些困惑，陪伴您一起迎接小天使的到来。